体をつくる水、壊す水

10年後に差がつく「水飲み"腸"健康法」30の秘訣

藤田紘一郎

ワニブックス
|PLUS|新書

はじめに――元気な腸は水がつくる

私たちには、毎日必ず口にするものがあります。それが水です。

食事も毎日とりますが、理論上、ものを食べなくても数週間は生き続けられます。しかし、水をとらなければ、わずか10日間で死んでしまうことになります。水か食事か、究極の選択をするのならば、体にとって不可欠なのは水です。水は体をめぐりながら、生命の維持にかかわるあらゆる働きを行っているからです。水は命そのものなのです。

このことは、体の組成を見てもわかります。人間の体は約60％を水が占めています。体の半分以上が水でできているのです。多くの人は健康を考えるとき、まず食事を改めようとします。それは大事なことです。しかし、飲み水を変えなければ、効果は半減します。体の60％を占める水が、体を壊す水だったとしたら、どんなに健康によい食事をしていたとしても、水がそれを台無しにしてしまうからです。

反対に、体をつくる水を毎日飲んでいれば、心身の健康を増進させることがわかっています。体をつくる水を飲むことで予防できる病気は、脳梗塞や心筋梗塞、がん、糖尿病、肥満などの生活習慣病から、うつ病など心の病に至るまで、たくさんあります。体をつくる水には、日々体内で生じている細胞の損傷を防ぎ、血管を丈夫にし、生命活動を円滑にする作用があるからです。

最近の研究によって、病気の発症は遺伝子が決めるのではなく、毎日の生活習慣が決定づけることがわかっています。私たちの体を構成するおよそ60兆個の細胞は、内も外も水で満たされています。私たちが生まれもった遺伝子を傷つけ、病気を起こす細胞へと変異させないためにも、毎日の生活において体によい水を飲み、良質な水分で細胞を満たしてあげることは大事なことだったのです。

また、私たちの健康の源は、腸にあることがわかっています。腸は、人体最大の免疫器官だからです。腸の健康の源も水にあります。腸によい水を飲んであげると、腸は働きを活発化し、免疫を向上させます。便秘や下痢症などの便通異常も改善されて、腸内環境は良好に整い、腸が丈夫になります。しかし、腸を傷つける水を飲んでいれば、免疫力は低下します。病気や老化から体を守る免疫力が低下すれば、その影響は全身に及ぶことになるのです。

私たちは、毎日約2・5Lもの水を出し入れしています。さあ、今日どんな水を飲みますか？　水には「体をつくる水」と「体を壊す水」があります。その見分け方を、本書ではお話しすることにしましょう。

藤田紘一郎

目次

1

「体をつくる水」は10年後を若返らせ「壊す水」は10年後を老いさせる

「万物の根源は水である」

たかが水。されど水——。

最近、「健康のため」と飲み水にこだわる人がとても多くなってきました。しかし一方では、「水を買うなんてもったいない」という意見もまだまだ聞こえてきます。

「水道をひねれば、きれいな水がジャーッと出てくるのに、なんでさらにお金を払う必要があるんだ」

そんなことを言う人と出会うと、つい私は上から下まで観察したくなります。データにまとめてはいませんが、水に無頓着なたくさんの人を観察してきて、わかってきたことがあります。ある特徴があるのです。

水に無頓着な人は、年齢より老けて見えます。すべてとはいいませんが、だいたいがそうです。自分の健康にも無頓着です。性格はイライラしやすく、怒りっぽい人が多いようです。

男性は、ハゲているかハゲかかっている人が少なくありません。メタボの体型を「仕方ないよ」とあきらめ、不摂生を改めようとしない人もよく見られます。

女性は、肌荒れがあり、潤いを感じられません。女性の肌に特有のみずみずしさや艶やかさが失われ、かわいている感じがするのです。

「万物の根源は水である」

古代ギリシャの哲学者ターレスの言葉です。人間も例外ではありません。

人の命の原点は水にあります。**人は水とともに生き、水を失うと命も失う運命にあります。**飲み水に無頓着で体に悪い水を飲み続けていれば、体も心もみずみずしい状態を保てなくなるのです。

体の中の水が減ると、老化が進む

本書の帯の写真を見てください。今日、あなたが口にするコップ1杯の水がいかに重要かをお伝えするために、恥を忍んで私の写真を2枚並べさせていただきました。

1枚は50代の頃。そしてもう1枚は、現在の私の姿。今年で74歳になります。

ハゲかかっていた50代の頃と比べ、今のほうが髪はフサフサです。肌の色艶もよく、生命力も20年前よりはるかに高まっているように感じています。体重は、10kgも減りました。50代の頃、私は糖尿病になり、インスリン療法を内科医に勧められたこともありましたが、現在は血糖値も正常になり、常用薬は何もありません。

今、私は50代の頃よりも老けた気がしていません。20年も歳を重ねたというのに、心身ともにエネルギーが高まっているように感じます。いったいなぜなのでしょうか。

私が日常生活で変えたことといえば、一つは糖尿病を克服するために糖質制限食を続けていること。そしてもう一つは、飲み水へのこだわりを以前に増して深めたことです。この二つの相乗効果が、現在の私の健康をつくってくれているのだと思います。

糖質制限食とは、主食や甘いものなど糖質を多く含む食べ物をできるだけ避け、たんぱく質や野菜類をしっかり食べる食事法のことです。食事を変えれば健康が変わるのは、みなさんもよく知っているところでしょう。

しかし、水を変えると体がどのように変わるのかを意識している人は、どれほどいるでしょうか。

生まれたばかりの赤ちゃんの体は、約80%が水分です。成人でも体重の約60%が水分です。高齢になると50%台まで減ってしまいます。幼い頃は、誰もがみずみずしい肌をしていたのが、若さを失うとともに体から水分が抜けていき、その分シワが多くなります。つまり、**老化とは、体が水分の保持能力を失っていく現象**でもあるのです。

私たちの体の半分以上は、水が占めています。この体内の水を減らしてしまうと老いが目立つようになり、水分量を増やすことができれば、若々しさを取り戻せます。体内をめぐる水が、体の老化の度合いを決めていたのです。

人の健康や若々しさに差が開き始めるのは、40歳を過ぎた頃からです。50歳になると見た目が5歳も10歳も違ってきます。60歳以降になると、いきいきと現役生活を続ける人と、病気がちな体にあえぐ人と、人生がまったく異なってきてしまうものです。

水にこだわり、水の飲み方に意識を向けるかどうかで、10年後の人生が180度も違ってきてしまうのだとしたら、これほど大変なことはないのではないでしょうか。

ではなぜ、飲み水の善し悪しが、心身の状態を大きく変えてしまうのでしょうか。

水は、体内に入ると血液やリンパ液となって体をめぐりながら、栄養や酸素を運んでくれています。同時に、老廃物の排泄も行っています。

また、体温や体内の浸透圧を一定に保つ働きを行っているのも、体の中の水です。血圧や血糖値などが常に一定に保たれるよう働いてくれているのです。細胞の乱れをチェックし、整えるのも、水の働きです。

水は体中をかけめぐりながら、体内の機能に乱れが生じないよう一瞬も止まることなく働き続けてくれているのです。「生命」という壮大なドラマの中で、数々の役割を担っているのが水なのです。

水の性質によって心身の状態が違ってくるのは、水が生命活動そのものの源であるためです。ですから、どのような性質の水を選ぶかによって、「生命」というドラマの仕上りがまったく違ってきてしまうのは、自明の理《ことわり》ともいえるでしょう。

「体をつくる水」とは、生命を支える水のこと。「生命を支える水」とは、一言でいえば天然の生きた水のことです。「体を壊す水」とは、体に害を与える水のこと。具体的には水道水や純水、蒸留水、白湯《さゆ》など、活性を失った水のことです。

詳細は順々にお話ししていくことにしましょう。

2

カルシウムとマグネシウムが豊富な天然水は、腸を元気にし病気をしにくい体をつくる

大事なことはラベルに書いてある

腸は、人体で最大の免疫器官です。免疫の7割は、腸が築いています。

免疫とは、私たちが健康で若々しく生きるために備わった体内システムです。具体的にお話しすると、免疫とは外敵から体を守り、病気になるのを防いだり、かかった病気を治そうとしたりする機能のことです。

免疫の働きとしては、風邪や食中毒を防ぐ「感染の防衛」があり、「健康の維持」や「老化・病気の予防」があります。がんやうつ病などの病気を防ぎ、治すのも免疫の力です。また、免疫は「生きる力」にも大きく関与しています。

私たちが医薬を遠ざけて若々しくあり続けるには免疫の働きがとくに重要です。そして免疫力を高めるには、免疫の最大器官である腸を鍛え、元気にすることが欠かせないのです。

腸を元気にするには、食物繊維の豊富な野菜を食べることです。腸に棲む、私たちの大切な共生菌である腸内細菌を活性化するために、発酵食品を食べることも必要です。

しかし、これらにも増して、腸粘膜を健康にする水を与えてあげることを忘れてはいけません。腸はよい水が入ってくると、それだけで働きを活発にするからです。

腸を元気にする水の第一の条件は、天然の生きた水であること。今、ペットボトルに詰められてたくさんの水が売られていますが、すべてが「天然水」とは限らないことを、私たちは知らなければいけません。ペットボトル詰めになって売られているからといって、腸を元気にする水とは限らないのです。

水を購入する際には、必ずラベルを確認してください。美辞麗句を並べ立てた宣伝文句に惑わされないためには、ラベルを見て選ぶことが大事です。

「体をつくる水」は、品名に「ナチュラルミネラルウォーター」と記載されたものです。農林水産省が発表している「ミネラルウォーター類（容器入り飲用水）の品質表示ガイドライン」によれば、**ナチュラルミネラルウォーターとは、特定の水源から採水された地下水を原水とし、地層中のミネラルが溶け出している水**のことです。水の健康作用を決めるのは、この天然のミネラルにあります。

また、日本においてナチュラルミネラルウォーターを名乗れる水は、抗菌を目的とした処理の仕方も規定されています。沈殿・ろ過・加熱殺菌以外の物理的・化学的な処理を行った水は、ナチュラルミネラルウォーターとは名乗れないことになっています。

ここでもう1点、注意点があります。腸を元気にして人体の免疫力を高める水の条件は、加熱殺菌していないことです。沈殿やろ過などの処理ならば問題ありませんが、加熱殺菌してしまうと、水の組成が変わり、生理活性が失われてしまいます。水のおいしさの決め手となる酸素も炭酸ガスも失われてしまいます。加熱によって、せっかくの生きた水が死んでしまうのです。

ですから、天然水を選ぶ際には、「非加熱」と書かれていることも重要ポイントです。**非加熱の生きた水こそ、腸を元気にする水**なのです。

カルシウムが腸の動きを活発にする

腸を元気にする水の第二の条件は、カルシウムをほどよく含む水であること。カルシウムの含有量もラベルに記載されています。

カルシウムには、腸の蠕動《ぜんどう》運動を活発化する働きがあります。蠕動運動とは、腸が内容物を前へ前へと押し出す運動のことです。私たちが食べたものは蠕動運動によって腸内を進みながら、必要な栄養素や水分は消化吸収されていくのです。

この蠕動運動が活発になり、腸の動きがよくなると、免疫機能も活性化します。腸にある免疫組織が刺激され、動き出すからです。免疫の働きが活性化すれば、病気をしにくい若々しい体が築かれていくことになります。

腸を元気にする第三の条件は、マグネシウムをほどよく含むことです。**マグネシウムには、大便を軟らかくする作用**があります。これによって排便力が高まります。

腸にとっても困ることの一つは、大便が大腸に詰まってしまうことです。便秘になると、腐敗菌である悪玉菌が腸内にて異常繁殖してしまい、腸内環境を荒らしてしまいます。便秘の人は大腸がんになりやすいことがわかっています。増え過ぎた悪玉菌が腐敗物質を発生させ、大腸の細胞を傷つけ、がん細胞へと変質させてしまうからです。

しかし、マグネシウムを含む水を飲むと、腸の排便力が高まります。腸から汚れた腐敗物質がなくなれば、免疫力は高まり、多くの病気や老いが防がれるのです。

●天然水のラベルの読み方のポイント

①…… 品名：ナチュラルミネラルウォーター（非加熱）
②…… 原材料名：水（鉱水）
内容量：●●●●ml
原産国：日本
採水地：東京都渋谷区恵比寿
殺菌（処理）方法：●●
賞味期限：●●部に記載

③…… 栄養成分（100mlあたり）
エネルギー…●kcal
たんぱく質…●g
脂質…●g
炭水化物…●g
ナトリウム…●.●mg
カルシウム…●.●mg
マグネシウム…●.●mg
カリウム…●.●mg

④…… 硬度：●●●.●mg／L
⑤…… pH値：●.●

①「ナチュラルミネラルウォーター」「ナチュラルウォーター」「ミネラルウォーター」「ボトルドウォーター」のうち、該当するものを表示。「ナチュラルウォーター」は「ナチュラルミネラルウォーター」と条件が一致するが、ミネラル量に規定のない水。「ミネラルウォーター」は品質安定のために、ミネラルの調整や複数の天然水の混合、殺菌・除菌を目的とした化学的処理を行った水。「ボトルドウォーター」は処理方法に制限がなく、大幅な改変を加えられた水。
②原水の採水地の特徴。良質のミネラルを含む水の種類は「鉱泉水」「鉱水」「温泉水」。
③水に含まれるミネラルの含有量を表示。ここの記載によって水の健康効果がわかる。
④カルシウム・マグネシウムの含有量から算出された数値。
⑤pH値：7.0が中性、それ以下が酸性、それ以上がアルカリ性の水。

※表記の順番や内容は商品によって変わります。

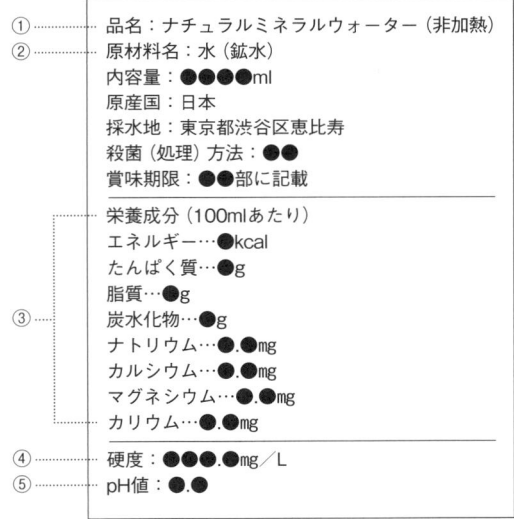

3

脳梗塞・心筋梗塞を防ぐ水は
カルシウムの豊富な
アルカリ性の天然水

カルシウム不足が生命を危機に陥れる

私の専門は、寄生虫学と感染症学、感染免疫学です。

世界の発展途上国で「水が運ぶ病原体」の研究をしているうちに、水の健康効果の高さに驚き、世界の飲料水も同時に調査することにしました。

私は、世界の飲料水事情を調べるこの旅を、45年以上続けてきました。そして70カ国もの地域の水を飲んできました。

世界の水の中で「おいしい」と印象深く覚えている水は、イラクの水です。イラクの遊牧民が飲む地域の水は非常においしく、ミネラルをバランスよく含むものでした。日本で手軽に購入できる水の中で、成分が近いのは「エビアン」でしょうか。

人々がもっともありがたがって飲んでいた神聖な水は、南フランスのピレネー山脈の麓にある、ルルドという小さな村の水です。ルルドはキリスト教の聖地であり、村の洞窟からは「奇跡の水」と呼ばれる水が湧き出しています。今からおよそ150年前、聖母マリアのお告げによって発見されたと伝わるこの水は、「病気を治す水」として世界的に知られており、年間３００万人もがこの水を求めて訪れているのです。

ルルドの水の最大の特徴は、急峻なピレネー山脈の石灰層を長い歳月をかけて通過し湧き出していることです。そのため、天然のイオン化されたカルシウムやマグネシウムを豊富に含むのです。

私が「長寿の水」として第一におすすめしたいのは、ルルドの水のように、カルシウムを豊富に含むアルカリ性の水です。カルシウムの豊富なアルカリ性の水を日常的に飲んでおくと、脳梗塞や心筋梗塞で死亡する確率が低くなることが明らかにされています。

なぜ、水の中のカルシウムが脳梗塞や心筋梗塞の予防に効くのでしょうか。

みなさんは「カルシウム・パラドックス」という説をご存じでしょうか。「**カルシウムの摂取量が不足すると、カルシウムが過剰になる**」という現象を表した言葉です。

カルシウムは、骨や歯をつくるミネラルとして一般に知られています。しかし実は、骨や歯以外の場所でも、カルシウムは非常に重要な役割を果たしています。

体内に存在するカルシウムのうち、約１％は筋肉や神経、体液に存在しています。この１％のカルシウムは、「血液の凝固を助ける」「筋肉の収縮をうながす」「酵素を活性化させる」「心臓が正常に働くよう支える」など、人体の生命活動に直結する役割を果たしているのです。

ですから、1％のカルシウムがわずかでも減っては大変です。そのため、カルシウム量は体内にて厳密に管理されています。量が減れば、副甲状腺ホルモンが分泌されます。しかし、この副甲状腺ホルモンが分泌されると大変なのです。副甲状腺ホルモンは、1％のカルシウムが減ってしまったことを知らせるSOSです。SOS信号が出されると、骨に含まれるカルシウムが血液中に溶け出し、その不足分が補われます。

不足分が補われたのならば、SOS信号がすぐに止まってくれればよいのです。しかし、体はそう都合よくはできていません。SOS信号がそのまま発せられてしまうことが多いのです。

こうなると、脳梗塞や心筋梗塞になる危険度が高まります。骨などから必要以上に放出されたカルシウムが、血管の壁に付着します。そして、血管壁の弾力性を奪い、動脈硬化を起こしやすくなります。そこから血管は損傷を受けやすくなり、脳梗塞や心筋梗塞を発症する土台が築かれてしまうのです。

日本にも「ルルドの水」があった！

脳梗塞や心筋梗塞を防ぐには、約1％のカルシウムを減らさないこと。それには、カルシウムの豊富な天然水が有効です。**天然水に含まれるカルシウムはイオン化されているため、体内への吸収がすみやか**です。カルシウムの吸収効率がとてもよいのです。

よく、「カルシウムの補給ならば、牛乳でもよいのでは」との質問を受けます。日本人は、牛乳を消化する酵素を持たない人が約80％もいるといわれます。つまり、大半の人が、牛乳を飲んでも栄養成分を満足に体に活かしきれていません。いまだに日本では、学校給食で子どもたちに牛乳を飲ませていますが、「骨を丈夫にするため」というのならば、カルシウムを適度に含む水を飲ませたほうがよほど体によいでしょう。

私は今、講演活動にて日本各地を飛び回る生活を続けています。地方に出かけたときには、その地域の水を飲むことにしています。その中で、日本にも脳梗塞や心筋梗塞を防ぐ「長寿の水」があることがわかりました。

ルルドの水と非常によく似ている水も見つけました。その水とは、三重県の奥伊勢香肌峡、大台山系台高山脈の地中奥深い鍾乳洞窟から湧き出た水です。

奥伊勢香肌峡の水の特徴は、カルシウム量が多くてアルカリ度の高いこと。鍾乳洞から湧き出ているため、初めて口にしたときには岩臭さのようなものを感じる人もいますが、飲み続けているとそれが「うまさ」と感じるようになります。

岐阜県保健環境研究所の渡辺豊博士の研究では、高血糖のマウスの血糖値が、この水を飲ませたことによって低下したことが確認されています。

三重県奥伊勢の水の健康効果の高さは地元の人たちにも有名のようで、この湧き水の水くみ場は、行列ができることもあるほど人気です。

昔から「長寿の村」と知られる地域では、飲み水に大きなパワーが隠されているケースがよく見られます。ヒマラヤ山麓の高原地帯に暮らすフンザ族や南米の奥深い高原地域に住むビルカバンバの人たちには、100歳を超える元気な長寿者が大勢いました。彼らが毎日飲んでいる生水も、その地域に湧き出ているカルシウムの多いアルカリ性の水だったのです。天然水に含まれるカルシウムが、飲む人の血管を丈夫にし、健康を支えているのは確かなことなのです。

4

マグネシウムを含む天然水を飲んでいると心臓病になるリスクが低下する

カルシウムはマグネシウムがあってこそ働ける

健康長寿には、カルシウムがかかせません。カルシウムを豊富に含む水を毎日飲んでいると、血管が丈夫になり、脳梗塞や心筋梗塞を防ぐことができます。

ただし、健康を向上させるには、カルシウムだけでもダメなのです。「カルシウムが健康長寿には大事だから」といって、**カルシウムだけを過剰にとってしまったりすると、かえって命を縮めることにもなりかねない**ため、注意が必要です。

カルシウムは細胞内に過剰に蓄積してしまうと、さまざまな病気を誘発する原因となってしまいます。カルシウムが血管内壁の細胞にたまれば動脈硬化を引き起こし、脳梗塞や心筋梗塞を起こす原因になることはお話ししました。加えて、高血圧症も引き起こされます。脳細胞にたまれば認知症に、脊髄にたまれば神経の変性を起こすことにもなりかねません。

では、カルシウムの過剰摂取による弊害を消すためには、どうしたらよいのでしょうか。答えは一つです。マグネシウムを一緒にとればよいのです。

カルシウムはマグネシウムがあってこそ、体内で大事な仕事を思う存分行うことができるのです。マグネシウムにはカルシウムを細胞の外に運び出す作用があるからです。これによって、カルシウムが細胞内に蓄積されるのを阻止しています。

マグネシウムのこの働きは重要で、**心筋梗塞など血管からくる心臓病には、マグネシウム不足が深く関与しているとも考えられている**のです。

水の硬度と心筋梗塞の発生率は逆相関する

カルシウムとマグネシウムを豊富に含む水が心筋梗塞を予防するという疫学的データを、フィンランド国立公衆衛生研究所のＭ・カルボネン博士のチームが報告しています。発表されたのは、２００４年の環境衛生の雑誌（Journal of Epidemiology and Community Health 2004,136）です。

フィンランドでは以前より、心筋梗塞による死亡率が西部より東部のほうではるかに高いことが知られていました。そこで、カルボネン博士らは住民の飲み水の硬度を調査したのです。

水の硬度とは、水に含まれるカルシウムとマグネシウムの量を数値化したものです。**硬度が高い水ほど、カルシウムとマグネシウムが多い**ことを示します。

調査を行ったのは、1983年から93年の10年間でした。この間に心筋梗塞を起こした男性1万8946人を調査対象として、地域を10km四方にわけ、水質の硬度とミネラルに関するデータを分析しました。

結果、非常に興味深いことがいくつも明らかにされました。

第一に、飲み水の硬度が高い地域に住む男性ほど心筋梗塞の発作が少ないことがわかりました。また、水の硬度が1ユニット上がると、心筋梗塞を起こすリスクが1％低下することも明らかにされています。ユニットとはドイツで使われている硬度の単位です。1ユニットは、17ppmにあたります。

さらに、カルボネン博士らは、飲み水に含まれるフッ化物、鉄、銅、亜鉛、硝酸塩、アルミニウムなどの微量元素の濃度に関するデータも収集しています。これらのミネラルと心筋梗塞の発症率との関係も調べられました。

この調査では、フッ化物は心筋梗塞を防ぎ、鉄と銅は心筋梗塞のリスクを高める傾向が見られました。そのほかのミネラルと心筋梗塞の発症率には、明らかな差がなかったということです。

以上の調査に加えて興味深かったのは、西欧人のマグネシウム摂取量が年々減ってきている報告がなされたことです。マグネシウムは1日の所要量350㎎が推奨されています。この数値を満たしていない人に、心筋梗塞の発症が多く見られたのです。

こうした結果を受けて、カルボネン博士はこう言及しています。

「食品中のマグネシウムはさまざまな化合物となっており、人体に吸収されにくい。それに反して水中のマグネシウムは水和イオンの形で存在し、吸収されやすい。したがって、マグネシウムを多く含む水を積極的に飲むようにしてほしい」

大切なのは、**カルシウムとマグネシウムをバランスよく毎日摂取すること**です。カルシウムだけでもダメですし、マグネシウムだけでもダメなのです。摂取比率は、2対1が理想とされています。

厚生労働省では、カルシウムを1日に700㎎摂取するよう推奨しています。人は体内で毎日700㎎のカルシウムを失っています。よって、「カルシウム・パラドックス」を起こさないためには、最低でも700㎎のカルシウムを体に入れてあげる必要があるのです。この数値から計算すれば、マグネシウムの理想の摂取量は350㎎となります。

私たちは毎日の食事からマグネシウムを摂取しています。マグネシウムは、海苔やわかめ、ひじき、昆布などの海藻類のほか、納豆や油揚げなどの大豆食品、しらす、いわし、あさりなどの魚介類に豊富です。ただ、どんなに含有量の多い食品でも、人体はすべてを吸収できるわけではありません。

一方、水に含まれるミネラルはイオン化されているため、摂取した分だけ体にそのまま吸収されていきます。「毎日の食事では不足してしまうミネラルを毎日の飲み水で補っていく」という考えは、非常に効率的なのです。

私は水だけですべてが改善されるといっているのではありません。毎日のきちんとした食生活に良質の水を加えるだけで、脳梗塞や心筋梗塞など、健康な人生をおびやかす病気が遠ざかっていくことは、確かなことだと考えています。

5

水道水は「体を壊す水」。
飲み水にこだわることこそ
健康長寿の秘訣

日本人の健康寿命は短い

ヒマラヤ山麓のフンザ族や南米のビルカバンバの人たちは、長寿者の多い民族です。私が彼らに会いに行ったとき、もっとも驚いたのは、彼らが長寿の秘訣は飲み水にあると知っていたことです。彼らも硬度の高いアルカリ性の生水を飲んでいました。

ふりかえって、私たち日本人はどうでしょうか。世界中を旅して実感するのは、日本人ほど飲み水の重要性を意識していない民族はいないということです。

日本は水の豊かな国土を持ちます。蛇口をひねれば止まることなく水があふれ出ます。水に苦労することのない生活は、飲み水の大切さを忘れさせてしまったようです。

日本は世界一の長寿国です。平成22年の厚生労働省の発表によれば、男性の平均寿命は79・55歳、女性は86・30歳です。フンザ族やビルカバンバの人たち以上に、私たちは長寿の民族となりました。ところが、このデータを喜んで見ていられないことを、私たちは知っています。日本は世界一の長寿国ですが、健康寿命はそう長くないのです。

ＷＨＯ（世界保健機関）では、平均寿命から要介護状態となった期間を差し引いた年を「健康寿命」として提唱しています。日本人の健康寿命は、男性が70・42歳、女性が73・62歳。平均寿命から健康寿命を差し引いてみれば、男性は9・13年、女性は12・68年もの間、人は死を迎える前の期間を不健康な状態で過ごしていることになるのです。

寿命をのばすことが、寝たきりや病気を長期化させるだけならば、寿命がのびることに人の幸福はありません。そのため、健康寿命をいかにのばすかが、世界的な課題となっているのです。免疫を研究する者の一人として私が願うのは、天寿と健康寿命を限りなく同時期に近づける方法を日本中の方々に知っていただくことです。その方法として重要なのが、「飲み水を大切にする」ということなのです。

日本の水道水の塩素量は世界一

私は、日本人の健康寿命の短さは、飲み水にあまりに無頓着なことに一端があると考えています。無頓着さゆえに、生活用水として大事な水道水がどのような状態になっているか、気にもしないのでしょう。

日本の水道水の塩素注入量を世界の国々と比べてみると、極端に高いことがわかります。殺菌を目的として注入する塩素の量が多いことが問題なのです。WHOがヨーロッパにおいて定めた規制では、水道中の一般細菌数に制限を定めていないのに対し、日本では1ml中100以下と厳しい制限を設けています。大腸菌群に関してはさらに厳重です。WHOは「水道水中の大腸菌群の混入は100回検査して5回以内なら合格」としているのに対し、日本では「検出されないこと」。すなわち、大腸菌はゼロでなければいけないと、世界で類のないほど塩素を注入しているのが、日本の水道水です。

では、水道水に注入される塩素量が多くなると、なぜよくないのでしょうか。

私がもっとも問題視しているのは、腸に共生する細菌類の減少を招くことです。腸は人体最大の免疫器官であることはお話ししました。免疫は病気や老化を防ぎ、若々しさを保ったまま長寿人生をまっとうするために、もっとも重要な人体システムです。

この免疫機能を腸内で活性化させているのが、腸内細菌であることがわかっています。私たちの腸には2万種、1000兆個もの腸内細菌が棲みつき、免疫機能の働きを助けているのです。

私たちの腸管は長さ約10m、これを広げるとテニスコート一面分にもなります。細菌類は広大な腸の中で仲間たちと集落をつくって過ごしています。この集落が顕微鏡でのぞくとお花畑のような美しさが観察されます。色も形も鮮やかで美しいことから、腸内細菌叢《そう》は「腸内フローラ」と名づけられました。

しかし、腸内フローラの美しさは、腸内細菌たちにとっては過酷な世界です。腸内フローラは、多種多様な菌群の縄張り争いによって形成されているからです。ですから、新たに菌が侵入してきても、多くの場合は腸に棲みつくことができません。

私たちの免疫機能は、この細菌の集落間の精密な連携によって活性化されています。よって人の免疫力は、腸内フローラの美しさによって違ってきます。多種多様な菌群による腸内フローラが腸管全体に広がっている状態ほど、免疫力は高まるのです。

ところが、**水道水に含有される塩素は、この腸内フローラを荒らしてしまいます**。塩素は水に入るとさまざまな化学変化の結果、酸素を放出します。このとき放出される酸素は酸化力が強く、殺菌作用を発揮します。水道水の殺菌力とは、大腸菌の棲息を一つも許さないほど強いものです。

日本人は「ウンコに混ざっている大腸菌はキタナイ！」と忌み嫌いますが、大腸菌も私たちの腸内に棲む、腸内フローラを形成する大事な一員です。**腸に入り込んだ有害な病原菌の排除や、食物繊維の分解、ビタミン類の合成、大便の形成など、大腸菌は重大な働きを担ってくれている**ことを、私たち日本人は知らなければいけません。

もともと腸に棲んでいる大腸菌をいくつか飲み込んだところで、健康にはなんの問題もないのです。免疫力が弱っている人や腸内フローラが貧弱な人は、軽い下痢くらいはするかもしれませんが、その程度のことです。「水の中に1個でもいたら大変だ！」と怖がるほどの毒性はないのです。

ところが、私たちは水道水に混入する大腸菌におびえるあまり、世界で類のないほど大量の塩素を水道水に注入しています。そのせいで図らずしも、腸内フローラを壊し、免疫力を弱め、健康を損なう結果を招いていることは否めません。

日本人の健康寿命をのばすには、日本人が身の周りの菌にもっとおおらかになること。そして、水道水の基準をせめてWHOの規定にまで緩和することが必要なのではないでしょうか。

6

北霧島山系のシリカ水は健康長寿の水。
骨粗しょう症、美肌、
ハゲ予防にも効果あり!

細胞壁を丈夫にするシリカの力

この45年間、70カ国を旅する中で、私は多くの水と出会い、水が人や環境に与える影響の大きさを知りました。

カルシウムの豊富な弱アルカリ性の水は、健康寿命の長い民族をつくりました。ミネラルが少なくて飲み心地のよい軟水は、勤勉でやさしい農耕民族をつくりました。酸性の水の流れる土壌では、真っ青な美しいアジサイの花を自生させています。カルシウム含有量の多い水の地域では、肉料理やコーヒーなど水の性質を活かしたおいしい料理や飲み物が発達していました。

日本にも、健康効果の高い良質の水はたくさんあります。水の値段はさまざまですが、お手頃な水の中にもよいものはあります。

今、私が日常的に気軽に飲んでいる水は、宮崎県小林市、北霧島山系のシリカ水です。宮崎県の北霧島といえば、日本神話の舞台として、あるいは霧島温泉が有名な場所です。ここから湧き出る水の最大の特徴は、シリカ（ケイ素）が豊富に溶け込んでいることです。シリカといえば、石英や水晶などの鉱物として存在することが知られています。このシリカの分子が私たちの体内にも存在しています。しかも、生命活動において大事な働きを担っていることがわかっています。その働きの重要性といえば、健康長寿に有効であると近年の研究によって注目されているほどです。

人体に含まれるシリカは、もちろん鉱物ではなく、水溶性のものです。なぜ、水に溶け込んでいるシリカが、私たちの健康長寿に役立つのでしょうか。

私たちの体は、約60兆個もの細胞によって構成されています。一つ一つの細胞は目に見えませんが、微細な細胞が丈夫かどうかで人体の健康状態は違ってきます。その**細胞壁を強化する働きが、シリカにはある**ことがわかっています。

とくにシリカを多く含むのは、骨形成の細胞層です。そのため、シリカの摂取は、骨密度や軟骨組織の強化にも期待でき、骨粗しょう症予防に役立つと考えられるのです。

また、シリカには血管の弾力性を保つ効果もあります。脳梗塞や心筋梗塞などは、血管が硬くなる動脈硬化から起こってくる病気です。健康長寿には血管の弾力性の高さが重要です。シリカを日常的に摂取していると、血管の弾力性が増し、血管年齢が若返る効果が期待できるのです。血管に弾力が出てくれば、脳梗塞や心筋梗塞になる危険性は低下します。反対に、動脈硬化の人は、シリカが不足しているというデータもあります。

さらに、**シリカには体内のコラーゲンの生成を助ける働きがある**ことも知られています。美肌を保つうえでコラーゲンが大事な組織であることは、女性ならばみなさんがご存じのことでしょう。コラーゲンは肌の弾力を保つうえで必須の組織ですが、20歳をピークに新しくつくられる量が減っていき、40歳以降になるとほとんど新たに生成されなくなります。40歳を過ぎると、肌の著しい衰えを感じる人が多くなりますが、これはコラーゲンを失った肌がたるみやシワをつくるためでもあります。シリカには、このコラーゲンの生成力を高める働きがあるのです。

シリカ水を飲んで髪がフサフサに！

シリカは、体内で生成できないばかりか、成人で1日あたり10～40㎎ずつ消耗されていくことがわかっています。

シリカは、粟や玄米などに多く含まれています。昔の日本人は、粟や玄米を日常的に食べていましたが、現在の暮らしではこうしたものを口にする機会が減っています。これが日本人のシリカ不足を招いていると考えられています。

シリカは、バナナやほうれん草、レーズンなどにも含まれます。シリカを含む食べ物をとることも大事ですが、現代の生活においては、シリカを含む水を毎日飲むことも、シリカを効率的に摂取するには有効です。天然水に溶け込んでいるシリカは、イオン化されているため、体内への吸収力に優れているのです。

シリカ水は今、世界的にも注目されている水です。ハリウッドスターが「美の水」として愛飲していることで、最近ずいぶん話題になりました。

私自身がシリカ水を飲むようになっていちばん、変化に驚いているのは、髪がフサフサになったことです。50代の頃はハゲかかっていたのに、70代の今は髪が増えています。シリカは、髪の毛の育成にもかかわっていることがわかっています。

シリカを含む水は、海外のものもありますが、国内にも良質のものが多々あります。九州の大地から湧き出る水には、シリカを含むものが多いようです。

北海道にもシリカ水はいろいろあります。私も以前は、北海道のある地域のシリカ水を飲んでいましたが、東日本大震災以降、シリカの量が激減していることがわかりました。湧き水の天然成分は、自然環境の変化に大きな影響を受けやすいものです。

採水地によって、シリカの含有量は違ってきます。現在、私が飲んでいる宮崎県小林市のシリカ水はシリカの含有量が97㎎／Lのものです。国産の水でシリカの含有量がここまで多いものは珍しく、出会ったときにはとても驚きました。

ただ、九州では水への規制が非常に厳しく、塩素または紫外線を使った殺菌処理か加熱をしなければ許可を取れないため、やむをえず加熱殺菌しているとのことです。もともとは、加熱の必要のないクリーンな水です。天然水に対する理解が行政にあれば、加熱する必要などなかった水なのです。そこで、宮崎県小林市の水では、水の活性を壊さないよう細心の注意を払い、１２５度の熱で5秒間のみ加熱しています。通常、30秒間は加熱する水が多い中で、５秒間とは加熱しているかどうかわからないほどの時間でしょう。この程度ならば、水の活性は失われないままシリカという良質のミネラルを摂取できるものと考えています。私もさらなる若返りをめざし、シリカ水を飲んでいます。

7

ミネラルウォーターと名乗っていても日本の水にはミネラルを含まないものもある

日本とヨーロッパでは水への関心がまるで違う

天然水の健康効果は、含有するミネラルと量にあります。ではなぜ、天然水にはミネラルが含まれるのでしょうか。

天から降ってきた雨や雪は、大地に降り注ぎます。その水が地層を通過する最中、ゴミや汚れなどがろ過されます。地層が天然のろ過装置になっているのです。この天然のろ過装置が、水に多大なパワーを授けます。地層内のすばらしいミネラルが水に溶け出すのです。天然水に含まれるミネラルは、地球の恵みというわけです。

水は、カルシウムとマグネシウムの含有量から、少ないものは「軟水」、多いものは「硬水」と分類されます。その分類方法は、WHOの規定するものと日本のものとで若干の違いがあります。本書では世界基準であるWHOの分類方法にしたがってお話ししていこうと思います（水の分類法は51ページに紹介）。

軟水か硬水かの違いは、「硬度」という数値にて分類されます。硬度は、水1L中に溶けているカルシウムとマグネシウムの量を数値化した値です。WHOでは、120㎎

／L未満を軟水、それ以上を硬水と定めています。

「日本の天然水は軟水が多く、ヨーロッパは硬水が多い」とはよく聞くところでしょう。日本の水に軟水が多いのは、国土の起伏が激しく、高地から低地までの水の流れが速いためです。そのため、水が地層のミネラルを吸収する期間が短く、ミネラルの少ない軟水が多くつくられます。

一方、ヨーロッパ大陸はなだらかな地形をしています。地形の高低差が少ないため、水の動きはゆるやかで、水は長い歳月をかけてゆっくりと湧き出てきます。ヨーロッパでは、こうしてミネラルの含有量の豊富な硬水がつくられます。

日本とヨーロッパでは、水に対する情熱の置きどころがまるで違います。日本では清潔第一で、殺菌を原則としています。「細菌はゼロでなければいけない」と異様なまでの注意を払うというのに、含有するミネラルや水の活性などには関心がありません。「ミネラルウォーター」と聞けば、誰もがミネラルを含む水だと思うでしょう。しかし、日本では違います。この名前にごまかされてはいけません。農林水産省では、ボトルに入れた水をすべてミネラルウォーターと扱い、ミネラルに関してはなんの規定も設けていないのです。これが何を意味するかわかるでしょうか。そうです。ミネラルを含まない水も、ミネラルを人工的に加えた水も、殺菌剤を加えた水も、ボトリングされた水は、すべてミネラルウォーターと呼んでも問題にならないのです。

国産の天然水にも、すばらしい水はたくさんあります。私が毎日飲んでいる水も国産のものです。ただし、国産の水を買う際には、この点に注意しておく必要があります。

一方、ヨーロッパではどうでしょうか。ヨーロッパではミネラルウォーターと銘打つ水には、いかなる殺菌処理もしてはいけないと義務づけています。殺菌が必要な水源は、ミネラルウォーターの水源と認められていないのです。殺菌処理をすれば水の性質の変化は避けられず、**加熱や消毒などすれば水は活性を失ってしまう**からです。

水の活性と安全性をともに守るため、ヨーロッパでは採水地の環境保全へ多大なる力を注いでいます。水質のチェックは、1日に何度も行います。また、採水地の周りに工場やゴルフ場、農地、牧場などの設置を禁じ、自然環境の保護も含めて、汚染への対策が万全にとられているのです。

腎臓の悪い人は硬水を飲んではいけない

健康効果の高い水は、ミネラルを含む硬水です。ただ、一言で「硬水」といっても、含有するミネラルの種類と量によって健康効果は違ってくるため、自分にあった水を選ぶ際には、硬度とミネラルの種類をラベルで確認することが必要になってきます。

ただし、注意していただきたいことがあります。どんなによい硬水であっても、飲んではいけない人もいます。硬水を飲んではいけないのは、腎臓に問題を抱えている人です。カルシウム量の多い水は、腎臓に負担をかけるため、腎臓の弱い人、問題のある人は飲まないようにしてください。

また、**乳児にも硬水は不向き**です。とくに、ミルクを硬水でつくってはいけません。ただし、カルシウムは子どもの骨の形成に不可欠なミネラルです。幼児期に入ったら、子どもの様子を見ながら、硬度の低い水から体をゆっくりと慣らしていくとよいと思います。下痢をするようならば、体が硬度の高い水にまだ適していないというサインだと考えるとよいでしょう。

●軟水と硬水の特徴

分類※（WHO）		硬度（mg/L）	味	適用	注意点
軟水	軟水	60未満	まろやかで飲みやすい	・就寝前や体調不良の際の水分補給に ・お茶や紅茶、日本食の調理 ・赤ちゃんの粉ミルク	ミネラル含有量が少ないため、体質改善などの効果はさほど期待できない
	中硬水	60～120未満			
硬水	硬水	120～180未満	Mgの量が多いほど、苦みなどの独特の風味が増す	・体質改善や健康増進に ・とくにCa、Mgの多いものは脳梗塞、心筋梗塞の予防も期待できる	Mgをとり過ぎると下痢などの胃腸障害を起こしやすい。飲み慣れていない人は、硬度を徐々に上げていくとよい
	超硬水	180以上			

※日本での硬度による総称は軟水0～100、中硬水100～300、硬水300～（mg/L）

8

アルカリイオン水は厚生労働省が認めた唯一の機能水

「機能水」は科学的な用語ではない

もう一つ、天然水の健康効果を知るうえで外せないポイントがあります。それは、水のアルカリ度です。アルカリ性の水を飲むことが大事です。

健康効果の高さは、天然の生水にあると私は考えていますが、人の手を加えることで健康効果を高めた水もあります。

現在、健康効果の高さをうたうために、「機能水」を名乗る水がちまたにあふれています。機能水とは、「特別な機能を付加した水」という意味です。「機能水」と聞くと「すごい水」というイメージがわきますが、水選びに重要なのは、イメージに惑わされず、本質を見抜く知識と舌を持つことです。

機能水とは科学用語でもなければ、定義もありません。定義がないだけに、「万病に効く驚異の機能水」などと誇大に宣伝された水が出てくるのだと思います。厚生労働省が認めている機能水は一つだけです。それは、アルカリイオン水です。アルカリイオン水だけは、体によい機能水だと国が認めているというわけです。

アルカリイオン水とは、水を電気分解してできるアルカリ性の水です。アルカリイオン水をつくる整水器は、1966年に「医療用物質生成器」という名で厚生省（当時）から承認を受けています。

アルカリイオン水に対し、当時の厚生省が認めた効能は「**飲用して、慢性下痢、消化不良、胃腸内異常発酵、制酸、胃酸過多に有効である**」というものです。

整水器を使って人工的につくるアルカリイオン水の利点は、人工的にイオン化されているので粒子が細かく、体内にスッと吸収されやすいという点でしょう。私はアルカリ性の天然水を毎日飲んでいますが、体への吸収を考えれば人工のアルカリイオン水も優れた水と言えるでしょう。

アルカリ性の水は活性酸素の害を消してくれる

アルカリ性の水の効果を得ようと思うのならば、整水器でつくった水でも、天然水でもよいと私は考えます。大事なのは、「アルカリ性である」ということです。

アルカリ性の水には、酸化されたものをもとに戻す効果、すなわち還元作用があります。現代社会に暮らす私たちにとって、今必要なのは、水のこの還元力です。

現代の私たちの生活は、体内で活性酸素を発生させやすい特徴があります。活性酸素とは、体内で発生する強力な酸化力を持った物質で、免疫機能の一つです。体内に異物が入ってくると、活性酸素が発生して、敵を酸化させて殺す働きがあります。

しかし、その強力さゆえ、大量に発生すると困ったことが起こります。細胞の核内に収められた大事な遺伝子を傷つけ、老化やがん、動脈硬化、糖尿病、高血圧など多くの病気を発生させてしまうのです。

私たちの免疫機能は、1万年前と変わっていないことがわかっています。1万年前といえば、人が裸同然の姿で大自然の中で暮らしていた時代です。この時代になかったものが体内に入ってくると、免疫機能はそれを「敵」とみなし、活性酸素を発生させます。

現代の日本社会は、1万年前になかったものであふれています。とくに私が危険視しているのは、多くの電化製品から発せられる電磁波です。大気汚染、喫煙、食品添加物、水道水に含まれる塩素なども1万年前にはありませんでした。こうしたものを体が感知すると、免疫機能は敵が侵入してきたと勘違いして活性酸素を放出します。1日24時間、1万年前になかった異物にさらされている現代の生活は、体内に大量の活性酸素を発生させます。その大量の活性酸素が細胞の酸化を進めてしまうのです。

酸化とは、劣化あるいは老化することです。鉄が酸化すれば、サビて赤茶色になります。りんごが酸化すると、茶色に変色します。体内の細胞が酸化すれば、細胞の変質が起こります。生活習慣病など現代人を苦しめるほとんどの病気は、活性酸素が原因になっていることがわかってきています。

現代社会に生きる私たちが、**老化や病気を防ぐには、活性酸素の害を減らすことが大事**です。そのためには、還元力の高いものや抗酸化力の高いものを積極的に体に入れる必要があるのです。その一つとなるのが、還元力の高いアルカリ性の水なのです。

ただ、アルカリ性の水に対しては、反対意見も多く見られます。アルカリ性の水を飲んだところで、酸度の高い胃を通れば中和されて、意味をなさなくなるという意見もよく聞くところです。１９９２年に国民生活センターもアルカリイオン水の効能を結果的に否定する報告書を発表しています。しかし、この国民生活センターの発表が一つの契機となり、アルカリ性の水に対する科学的な研究が進められたのも事実です。

具体的には、１９９９年に京都大学医学部による調査によって、「飲用して、慢性下痢、消化不良、胃腸内異常発酵、制酸、胃酸過多に有効である」という当時の厚生省の発表に加えて、便秘の改善にも有効だとの判定がなされました。

東北大学農学部の研究グループは、ハムスターを使った実験により、アルカリイオン水の飲用が血中脂肪の代謝を高め、脂肪の沈着を防いだことを発表しています。

埼玉医科大学薬理学研究室では、ラットを使った実験で、アルカリイオン水の飲用により「血圧の上昇が有意に減弱」したことを示しました。

また、同じ埼玉医科大学では、２年以上にわたるマウス実験によって、アルカリイオン水の長期飲用による老化予防の可能性を報告しています。

多くの実験によりこうした結果が得られたのは、アルカリ性の水の還元力に理由があります。その還元力の高さによって活性酸素の害が中和されれば、理論上、病気や老化が起こる可能性も低いものとなります。アルカリ性の水を毎日飲むことは、活性酸素を発生させやすい現代に生きる私たちにとって、とても大切なことだったのです。

9

糖尿病の改善に期待。アルカリ性の水とバナジウムウォーター

アルカリ性の水は細胞を元気にする

アルカリ性の水が人の体に適していることは、理論的にも納得のできる話です。人間の体は、pH7・4前後の弱アルカリ性で保たれています。体液や血液などが弱アルカリ性に保たれていると、新陳代謝が活発になります。

私たちの体はおよそ60兆個もの細胞で構成されていることはお話ししました。この膨大な細胞は、日々古いものが新しいものに生まれ変わる活動を繰り返しています。これを新陳代謝といいます。新陳代謝が正常に保たれていると、人の体は、いきいきとしたフレッシュな細胞で構成されることになります。

ところが、加齢とともにこの新陳代謝の力は衰えていきます。古い細胞が集まった場所からは、老化や病気が生じます。加齢とともに病気が増え、老化が進んでいくのは、新陳代謝の力が衰えていることにも一因があります。

また、**人の体は疲労すると酸性化する**こともわかっています。

アルカリ性の水を日常的に飲むことは、新陳代謝を活発にし、酸性化しがちな体内を弱アルカリ性に保つために大事なことなのです。

加齢とともに増えてくる病気に糖尿病があります。現在、**日本人の5人に1人が糖尿病、もしくはその予備軍**と推定されています。糖尿病といえば、年配者の病気と思いがちですが、食生活の乱れやすい現代では、中学生や高校生が発症することも珍しくなくなってきました。

糖尿病の発症にも、活性酸素が関与することがわかっています。糖尿病を発症する原因の一つには肥満があります。肥満も体内の活性酸素量を増やす一因です。

太った人は年齢以上に老けて見えるものです。私も太っていたときには、実年齢を告げると「えっ！」という顔をされることがありました。太っている人が歳より老けて見えるのは、体型だけが問題なのではありません。体内で常に活性酸素が充満している状態になっているため、老化のスピードが速いのです。

太っている人が糖尿病になりやすい原因もここにあります。

活性酸素は、体のあらゆる細胞を酸化し、傷つけることはお話ししました。糖尿病は、インスリンと呼ばれるホルモンの作用不足によって起こる病気です。インスリンには血液中のブドウ糖（血糖）を細胞内に取り込む働きがあります。そのため、インスリンの分泌が低下してしまうと、体は血糖のコントロールができなくなり、糖尿病を発症、あるいは悪化させてしまいます。

この大事なインスリンを分泌しているのが、膵臓にあるβ細胞です。このβ細胞は、活性酸素の影響をとても受けやすい性質をしています。活性酸素を浴びると傷ついてしまうのです。β細胞が障害されれば、インスリンの分泌力は低下し、糖尿病が起こることは避けられなくなります。

糖尿病の発症と悪化を防ぐには、体内の活性酸素量を減らす努力が不可欠です。それにはまず体重を適正値まで落とすことです。「それがいちばん大変なんだ！」というお叱りの声が聞こえてきそうですが、水を飲むだけでダイエットする方法があります。その方法については、76ページからふれています。

また、テキサス大学のG・フェルナンデス博士らは、アルカリイオン水を飲む効果について発表しています。**アルカリ性の水を日常的に飲んでいると、新陳代謝が促され、健康なβ細胞を取り戻すことに役立つ**というのです。

バナジウムがインスリンの働きを助ける

糖尿病の改善に効果が期待できると注目されている水があります。それはバナジウムを含む水です。バナジウムとは、灰色に近い銀白色の鉱物です。色がさまざまに変化し、その発色がとても美しいことから、スカンジナビア神話の「愛と美の女神バナジス」にちなんで、バナジウムと命名されたということです。

バナジウムは、玄武岩層を通り抜けてきた水によく含まれています。とくに、富士山の周辺で採水された水にバナジウムが豊富に含まれていることは有名です。玄武岩質のマグマによってつくられた富士山の地層は、良質なバナジウムを含有しています。その地層を通って湧き出た水には、良質のバナジウムが溶け込んでいます。

なぜ、天然水に含まれるバナジウムが、糖尿病の改善に期待されるのでしょうか。

愛媛大学医学部の奥田拓道前教授によれば、「五酸化バナジウムは、脂肪細胞に血液中の糖を導くという、インスリンのような作用を持っているだけでなく、血糖値を上げる原因にもなる遊離脂肪酸の分解を防ぐ作用も持っている」としています。

天然水に含まれるバナジウムは、ほとんどが「五酸化バナジウム」の形をしています。水中では、この形になっていると、安定して存在できるからです。

肥満の人の血液中には、遊離脂肪酸という脂質が放出されています。この遊離脂肪酸には、インスリンの働きを悪くし、細胞に糖が取り込まれるのを邪魔する働きがあります。これによって、血糖値が上がってしまうわけです。ところが、五酸化バナジウムには、遊離脂肪酸が血液中に放出されるのを防ぐ作用があるとされています。また、インスリンのように、細胞への糖の取り込みを助ける働きがあるとも考えられているのです。

ただし、バナジウムは過剰摂取すると中毒症を招く心配のある鉱物です。天然水に含まれるバナジウムは少量です。中毒症を防ぐには、健康食品などに頼るのではなく、天然水から少量ずつ毎日摂取することで、体質改善を図っていくのがよいでしょう。

ウォーターレシピ▼**糖尿病の改善**

【水　】…バナジウムを含むアルカリ性の天然水

【飲み方】…コップ1杯ずつ1日5杯程度飲む

10

三重県奥伊勢の水は糖尿病に効く日本版「奇跡の水」

血糖値を下げる効果が確認された!

今、日本の医学界が注目する一つの水があります。この水を飲んでいる人たちの糖尿病がよくなっている、というのです。その水とは、前にも述べましたが、三重県奥伊勢の香肌峡の鍾乳洞窟から採水される天然水です。

三重県奥伊勢の水を研究しているのは、九州大学の白畑實隆教授です。白畑教授の発表によれば、三重県奥伊勢の水は、活性酸素を中和する還元力に長けていることが示されました。その作用は、「奇跡の水」として有名な南フランスのルルドの水よりは低いものの、他の有名な天然水よりもずっと高いものでした。

この研究において、比較対象とされた水には、メキシコのトラコテの水とドイツのノルデナウの水もあります。この二つの水も、「奇跡の水」として世界的に有名な銘水です。メキシコのトラコテの水は、本格的な研究はされていないものの、現地の人たちには「エイズもよくなる」と知られる水です。

ドイツのノルデナウの水は、1992年に発見されて以降、「エネルギーのある水」

と口コミで瞬く間に広がり、現在では年間約50万人を集めるほどの大人気ぶりです。医師のツビグニュ・ガデック博士は、ノルデナウの水を日常的に飲むことによって、411人の患者の生活習慣病等の病気が改善されたことを臨床試験によって明らかにしています。

トラコテの水とノルデナウの水に共通するのは、還元力が高いことにあります。その高い作用によって、体内で発生する活性酸素の害を減らすことが、病気の改善に役立っているのでしょう。ところが、三重県奥伊勢の水は、世界の「奇跡の水」よりも高い還元力を示したというのです。

また、白畑教授はラットを使って、細胞への糖の取り込みが水を飲むことによってどのように変化するのかも調査しています。結果は、三重県奥伊勢の水は、細胞へ糖を取り込む作用が高いことが示されました。超純水を基準として考えると、三重県奥伊勢の水は、糖取り込み促進効果は、超純水の1・5倍にもなったのです。インスリンの糖取り込み促進効果は、1・3倍です。三重県奥伊勢の水は、糖取り込み促進効果がインスリンよりも優れていることがわかったのです。

糖尿病とは、先ほどもお話ししましたが、細胞へ糖を取り込む力が落ちてしまったために、血液中に糖があふれてしまっている病気です。悪化すれば、腎臓の病気や神経障害、網膜症による失明などさまざまな合併症を引き起こす危険性が高まります。しかし、**細胞への糖の取り込みが促進されれば、糖尿病を起こす心配も、糖尿病から合併症を招く心配もなくなる**のです。

水の効果が口コミで広がった

三重県奥伊勢の水を飲みに、私は現地を訪れたことがあります。のどかな田園風景を眺めつつ、木々の茂る山道を車で登っていくと、山深いところに湧水地があります。この水を飲むことで、体調がよくなったり薬が減ったりなどと、水の健康効果が口コミで広がり、ポリタンクを持った人たちが集まってきていました。

この水を発見した飛矢和司さんはとても変わった人で、東南アジアの仏像や陶磁器などをたくさん集めて美術館を開いていたほどです。その隣に水くみ場をつくり、水を求める人たちに手頃な価格で配っています。

とてもたくさんの人が集まってくるので、飛矢さんはアンケートを行ったそうです。300名に答えてもらい、病気の改善効果をまとめたところ、次のような結果を得られました。

「病気が改善した」と答えた人のうち、糖尿病がよくなった人は78人、高血圧は77人、便秘60人、肌荒れ37人、風邪35人、アトピー26人、カルシウム欠乏症23人、骨粗しょう症20人、痛風8人、皮膚炎6人でした。また、ほかにも高コレステロール血症29人、肝臓疾患9人、動脈硬化症7人、がん5人、胃腸内不定愁訴4人との答えもあったといいます。

日本にも、たくさんの銘水があり、健康効果の高い水はほかにもまだまだあります。ただ、科学的根拠が証明されている水は少数です。三重県奥伊勢の水も、これからさらに研究されていくことになるでしょう。水だけですべてがよくなるとはいいませんが、水にこだわることは、健康にとって大事なことです。水は命の源だからです。毎日必ず口にするものですから、体によい水を探して飲み続けていきたいものです。

●DBNBS活性水素測定法を用いた各種天然水の総抗酸化力の比較

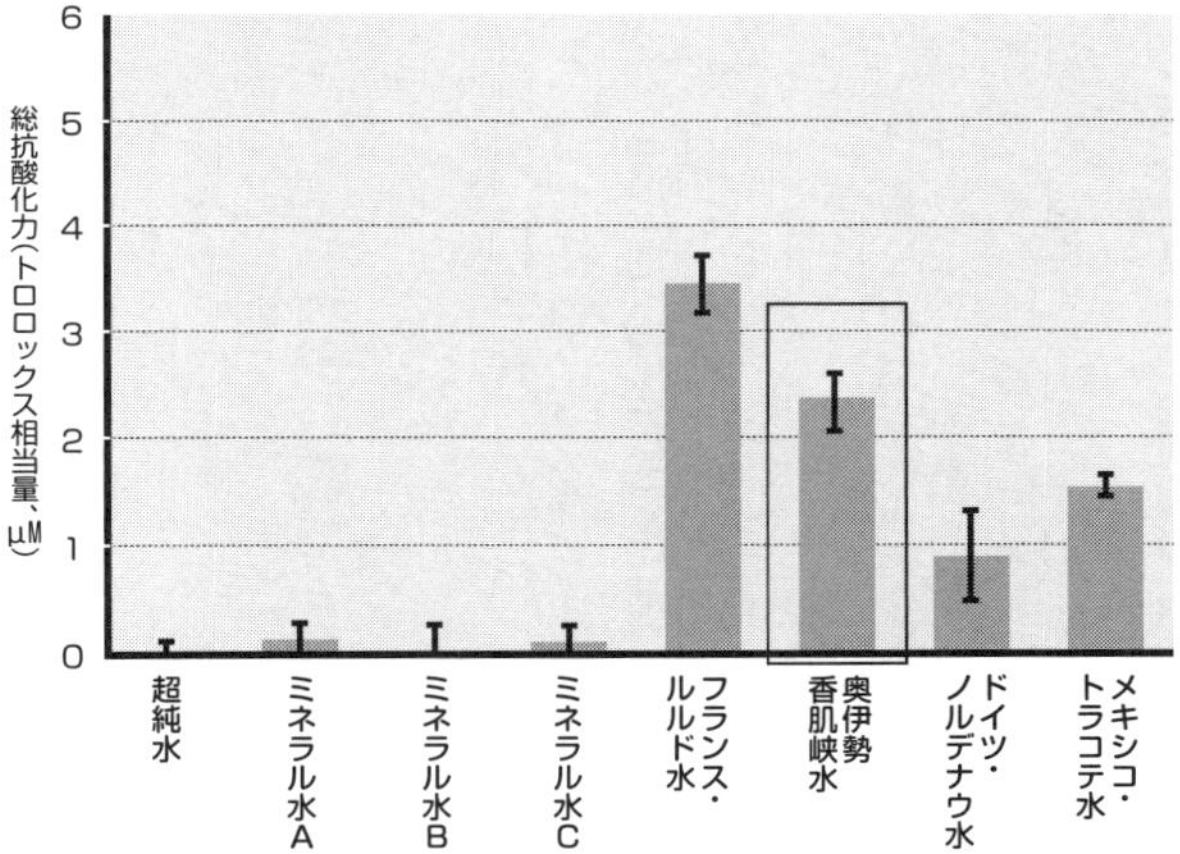

●ラット筋管細胞L6の糖取り込みに及ぼす香肌峡天然水の促進効果

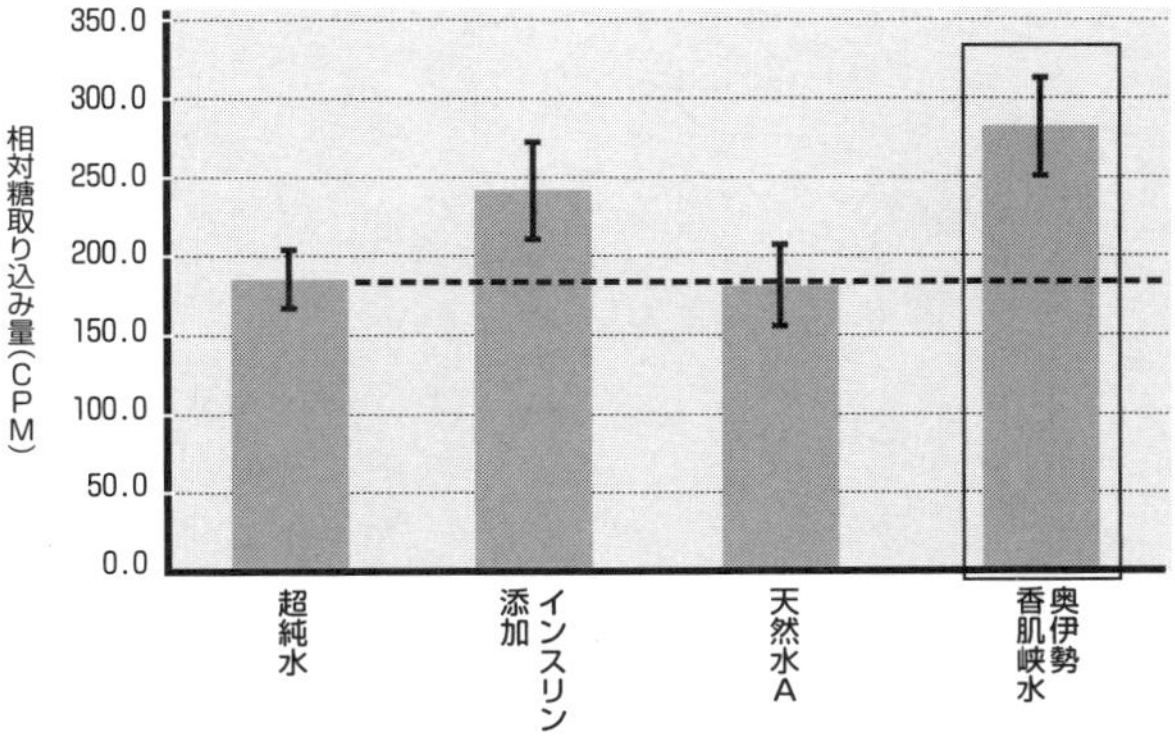

（白畑實隆ほか：日本農芸化学会. 2014）

11

熱中症対策のスポーツドリンクが急性の糖尿病を発症させる

スポーツドリンクを飲み過ぎて糖尿病になった！

私もかつて二度も重度の糖尿病をわずらったことがあります。最初の発病は、10数年ほど前でした。私は毎夏インドネシアへ行き、現地にて医療調査を行っています。このときは長期にわたって調査活動をしていました。大好きなインドネシアでの活動はやりがいが大きいものの、暑いさなかの調査のため、体力の消耗が気にかかりました。私は人一倍、汗をよくかきます。脱水症状を防がなければならないと、スポーツドリンクを意識的に飲み続けていました。すると、急激にやせてきてしまったのです。体重を量ると、5kgも減っています。

体重の変化とともに気になったのは、スポーツドリンクをいくら飲んでものどの渇きが癒やされないことです。尿はやけに泡立っています。なめてみると甘く感じました。

血糖値を計ると、空腹時で500mg／dLもあります。糖尿病と診断される基準は、空腹時で126mg／dLです。この数値をはるかに上回っていたのです。

帰国後、私は糖尿病の専門医による徹底的な食事指導を受けました。日本糖尿病学会が進める食餌療法は、いわば「高糖質カロリー制限食」です。摂取エネルギーの総量は抑えつつも、エネルギーの約6割を主食などの糖質からとるというものです。この食餌療法では、私の血糖値は改善せず、インスリン療法を受けるほかありませんでした。

その後、血糖値はやや高めの状態を保ちながらも、問題なく生活をしていました。ところが、2010年の夏に再発したのです。季節は前回と同じく真夏の暑い盛り。今にして思えば、私の糖尿病は、スポーツドリンクや主食など糖質の含有量の多いもののとり過ぎと、夏場の疲れによって、膵臓のβ細胞が疲弊して起こっていたのでしょう。

私は糖尿病を克服するためいろいろな論文を読み漁りました。たどり着いたのが、糖質制限食と水飲み健康法です。両方を同時に実践したことにより、私の血糖値は正常値まで瞬く間に下がり、体重も10kg減。現在も良好の状態を保っています。

カロリーオフのドリンクに注意を

近年、夏になると熱中症で倒れる人が多くなっています。厚生労働省の発表によれば、

２０１０年の熱中症による死亡者数は過去最大で、１７３１人にのぼりました。熱中症への心配が社会的に高まるにつれてしつこいように注意喚起されるのが、水分補給です。熱中症予防のための水分補給は、スポーツドリンクや経口補水液などが原則のようにいわれています。本当にそうなのでしょうか。

スポーツドリンクには大量の糖分が含まれます。 その量とは５００mlのペットボトル1本分あたり20〜30g。**スティックシュガーに換算すれば約7〜10本分**にもなるのです。

暑い盛りには、１本分のスポーツドリンクをのどに流し込むことなど簡単です。「熱中症予防だから」と毎日数本も飲んでしまうと、どうなるでしょうか。砂糖の摂取量は、1日あたり20gが適量といわれます。明らかに糖質オーバーの状態になるのです。私が最初になった急性の糖尿病は、別名では「ペットボトル症候群」と呼ばれるものです。

ペットボトル入りのジュースを飲み過ぎれば、誰でも簡単に糖尿病になってしまいます。これは子どもも同じです。子どものうちからスポーツドリンクを日々大量に飲んでいると、膵臓のβ細胞が疲弊し、ある日突然、糖尿病を発症しかねないのです。

「私はカロリーオフのものを選んで飲んでいるから大丈夫」という人もいるかもしれま

せん。しかし、これも危険性をはらんでいます。カロリーオフの飲料なのに満足感の高い甘みを感じられるのは、人工甘味料が使われているからです。**私が危険視している人工甘味料の一つは、フルクトースコーンシロップです。砂糖の6倍もの甘さがあり、製造が簡単**なことから、清涼飲料水だけでなくお菓子や焼き肉のタレなどにも多用されています。この人工甘味料は、体内のAGE化をブドウ糖の10倍もの速さで進めることがわかっています。AGEとはたんぱく質と糖の化合物であり、たんぱく質に糖分をまぶしてベトベトになった状態の物質です。AGEは、排出されにくいため、体内にていったん生成されると蓄積されてしまい、さまざまな病気を起こす原因になることがわかっています。糖尿病の診断の際、ヘモグロビンA1cという数値を血液検査によって調べます。ヘモグロビンA1cとは、ヘモグロビンというたんぱく質にブドウ糖がくっついてできる成分で、AGE化する前段階です。糖尿病になると血液中に糖があふれている状態になり、この値が上昇するのです。

フルクトースコーンシロップは、ペットボトルのラベルには**果糖ブドウ糖液糖**や**高果糖液糖などと記載**されています。購入の際にはチェックするようにしてください。

また、スクラロースやアセスルファムK（カリウム）などもカロリーオフの飲料によく使われている人工甘味料です。これらは肝臓や腎臓への障害、細胞の遺伝子への影響、免疫機能の低下や誤作動を起こす心配があるとも見られています。

ただし、スポーツドリンクを飲まなければいけないときもあります。脱水症状が起こってしまった場合です。このときにはすみやかにスポーツドリンクを飲まなければいけません。汗をかくと水分と一緒に体内の塩分も失うからです。脱水症状時に真水を飲むと体内の塩分濃度が薄まり、かえって脱水が進みます。炎天下で激しい運動を行う人も脱水症状になりやすい状態にあるため、スポーツドリンクをこまめに飲むとよいでしょう。

しかし、通常の生活の中で熱中症予防として水分を補給するならば、水と塩で十分です。私は、糖尿病を克服して以来、真夏のインドネシアに出かけても、スポーツドリンクは飲まないようにしています。水分補給のポイントは、アルカリ性の水をのどが渇く前にチビリチビリとこまめに飲み、天然の粗塩をちょっとだけなめたり、岩塩を1粒口に入れたりします。梅干しもよく食べます。思い返せば、スポーツドリンクが販売されたのは、わずか数十年前のこと。それ以前は水と塩で熱中症を防いでいたのです。

12

超硬水は「ダイエットウォーター」、カルシウムは「脂肪キラー」

水を飲んで満腹感が得られるわけ

「肥満は万病のもと」とよくいいます。太り過ぎると、活性酸素が体内に充満した状態になるため、身体各部の細胞が傷つき、そこから病気を発症しやすくなるためです。だからといって、やせ過ぎがよいともいいません。無理な食事制限や激しい運動など、体に過剰な負荷をかければ、やはり活性酸素が大量に発生してしまうからです。

肥満の人が健康的に適正値まで体重を落とすには、水の力を活用すると効率的です。この方法を私は「水飲みダイエット」と呼んでいます。

肥満になる最大の原因は、食べ過ぎです。1回の食事量を制限していたとしても、「小腹がすいた」と間食に走れば、やはり食べ過ぎになります。また、ほとんどの肥満者は、よく噛まない、早食いといったクセを持っています。

こうした食習慣を改善するだけで、体重は好調に減っていきます。そのときに役立つのが、水を飲むことです。**食事前や間食したい欲求がわいてきたら、すかさず水を飲みましょう。**こうすると、空腹感や食欲を抑えることができます。

なぜ、水を飲むだけで満腹感を得られるのでしょうか。

食べ物が胃に入ってくると、胃酸がいっせいに分泌されます。食べ物が入ってくるのが止まると、胃酸の分泌量は減ります。これにより、胃の中の酸性度はいっきに低下します。この信号が脳の満腹中枢を刺激し、私たちは満腹感を得られます。

水を飲むと、同様の現象が胃で起こります。**水によって胃の酸性度が薄められると、それが脳に「満腹信号」として伝えられる**のです。

食前に水を1杯飲んでおけば、満腹中枢が刺激されている状態で食事ができるので、「空腹感を早く解消しよう」とものをかき込むクセが解消され、落ち着いてゆっくりと箸を動かせるようになります。また、間食したい気持ちを抑えるのにも役立ちます。

しかも、**水を飲むとエネルギー代謝が活発になる**ことがわかっています。このことは、ドイツ栄養研究所のM・ボッシュマン博士の研究で明らかにされました。博士らは、健康で標準的な体重の男女14人を対象に、水を0・5L飲んだときのエネルギー代謝の変化を観察しました。結果、水を飲んだあとは消費エネルギーが30％も高まったのです。その効果は、10～40分後にピークに達することも示されました。

こうしたことを考えると、体重を落とすには水を飲むことが大事であることがわかってきます。ところが、ダイエット時に水分の摂取を制限する人たちがいます。これは非常に危険なことで、決してやってはいけません。ダイエット中に水分を制限したために、脳梗塞を起こす人は珍しくないのです。脳梗塞は、体内の水分が失われ、脱水症状になったときに起こりやすくなります。血液から水分が失われるとドロドロになって血の塊（血栓）ができ、血管が詰まりやすくなるのです。

キリリと冷やした超硬水を2・5L飲む

私がおすすめする「水飲みダイエット」の方法は、以下のとおりです。

日常的に飲む水は、硬度1000mg／L以上の超硬水を選びます。ヨーロッパでは痩身効果の高い水として超硬水を「スリムウォーター」と呼んでいます。ダイエットで使う超硬水もアルカリ性の水を選びましょう。

超硬水にはミネラルがたっぷり含まれます。食事制限をするとミネラルの摂取量も減りがちです。しかし、ミネラルは生命活動に不可欠な栄養素です。そのため、ミネラルの摂取量が減ると、体はミネラル不足を解消しようと食欲を高めてしまいます。ダイエット中に超硬水を飲んでおくことは、リバウンドを防ぐことにも役立つのです。

しかも、カルシウムは「脂肪キラー」とも呼ばれるミネラルです。カルシウムには腸の蠕動運動を活発にして腸内にたまった脂肪を大便とともに押し出す働きがあります。また、脂肪燃焼を促進するとともに、脂肪の吸収を抑える作用もあります。**カルシウムをしっかりとると、体脂肪が減る**という研究結果も得られています。カルシウムの豊富な水を飲むことは、ダイエット効率を高めてくれるのです。

水の温度は、10度程度にキリリと冷やしておきましょう。**ダイエットには、冷やした水のほうが効果的**です。37度の水より22度の水のほうが、体のエネルギー消費量が増すことが、ボッシュマン博士の研究により実証されています。エネルギー消費量の増加分のうち、約40%が水の温度を体温までに高めることに使われるからです。

ダイエット中に水を飲む量は、目標が1日2・5L。汗をかく夏場は、3L飲みましょう。飲み方は、起床時にまずコップ1杯飲みます。1日3度の食事前にもコップ1杯飲んでおきましょう。ただし、食事中に飲む水は、少量にしておきます。胃酸には消化吸収のほか、食べ物に混ざった雑菌を殺す働きがあります。食事中に胃酸を薄めてしまうと、胃酸本来の働きが弱くなってしまいます。

残りの水は、日中、のどに渇きを感じる前にコップ半杯から1杯をチビリチビリと飲むようにします。いっきに飲み干すよりも、チビリチビリとゆっくり飲んだほうが、体への浸透がよく、水の健康効果をより得やすくなります。ただし、就寝前や就寝中に超硬水は不向き。体をゆっくりと休めるために、常温の軟水を飲みましょう。

なお、私がおすすめする「水飲みダイエット」は、腎臓に問題のある人、胃腸が弱い人は実践できないことをお断りさせてください。腎臓に問題のある人は硬水を飲んではいけませんし、胃腸が弱く下痢をしやすい人にも硬水や冷水は不向きだからです。

ウォーターレシピ▼肥満解消

【水　】…アルカリ性の天然の超硬水　1日2・5～3L

【飲み方】…起床後、食事前、入浴の前後ほか、のどが渇く前にコップ1杯ずつ

13

毒は体にためこまない！
サルフェート入りの水で
デトックス（毒出し）を

体内にたまる有害物質は体を傷つける

ダイエット効果の高い超硬水は、高い健康効果を持つ水です。その理由は、サルフェートを含むことにもあります。サルフェートはミネラルの一種です。カルシウムやマグネシウムなどのミネラルと硫酸基が結合すると、硫酸塩になります。これがサルフェートです。温泉に含まれる成分の一つとしても知られています。

このサルフェートには、体にたまった有害物質を排泄させる効果のあることがわかっています。以前、毒出し健康法といって「デトックス」という言葉が流行したことがありました。サルフェートは、デトックス効果の高いミネラルといえるでしょう。

なぜ、私たちの体はデトックスを必要としているのでしょうか。

一つは、体内に有害物質がたまると、それに反応して活性酸素がどんどん出てしまうからです。現代社会で生活していると、重金属や合成化合物、薬物などの化学物質が気づかないうちに体内に入り込んでしまいます。車の交通の激しい道を歩けば、汚染された空気を吸い込むことになりますし、加工食品を食べれば食品添加物が一緒に入ってきます。こうしたものが、体内で発生する活性酸素量を増やしているともいわれています。

もう一つの理由は、有害物質が免疫力を低下させてしまうからです。

現在、かつては存在しなかった病気に苦しむ人が増えています。スギ花粉症やアトピー性皮膚炎などのアレルギー性疾患もそうですし、潰瘍性大腸炎やクローン病などの自己免疫疾患もそうです。アレルギー性疾患は、外から入ってきた、本来体に害のない異物に対して免疫機能が反応して炎症を起こす病気です。これに対して自己免疫疾患は、本来、敵に向けられるはずの免疫の攻撃が、体内の組織に向けられてしまう病気です。

また、近年とても増えているのが、がんです。現在、２人に１人ががんになり、３人に１人ががんで死ぬと推定されているほど、発生頻度の高い病気です。

これらの病気の共通点は、すべて免疫力の低下が招く病であることです。免疫力が落ちた状態を続けていると、つらく苦しい病気を招いてしまうことになるのです。

現在、日本人の免疫力は総じて落ちています。アレルギー性疾患や自己免疫疾患、がんなど免疫の低下が原因となる病の発病者が、こんなにも増えていることを見れば一目瞭然です。原因の一端は、食品添加物などの化学物質にあると私は考えています。

もちろん、食品中に含まれる添加物の量は、国が規定する濃度の範囲内であることでしょう。その数値は、人体に問題がないと予測される値であるはずです。それでも、化学的につくられた物質を体内に入れることの危険性は見過ごせません。なぜなら、**食品添加物にまみれた食品を日常的に食べていると、腸内細菌が減ってしまう**からです。

腸が人体で最大の免疫器官であることは述べました。腸内細菌が形成する腸内フローラの多様性が、免疫力に相関することもお話ししました。腸内細菌が減ってしまうということは、すなわち免疫力を強化できないことを表します。

そもそも化学的に合成された食品添加物は、人間の体に対してどう影響するのかわかっていないことが多く、気軽に口にしてよいものではないのです。未知なる物質を体は上手に代謝できないため、体内をぐるぐるとめぐって内臓を傷つけかねないという指摘も強くされていることです。

こうしたことを考えても、化学物質は体になるべく入れないほうが望ましいのですが、現代での暮らしでは、それも難しいのが実情です。そこで注目されたのが、デトックスというわけです。

サルフェートたっぷりの長湯温泉の水

人体がデトックスをする方法といえば、排尿、排便、発汗です。水は、このすべてにかかわってくる物質です。**超硬水に含まれるサルフェートがデトックスに効くのは、高い利尿作用があるため**です。その高い利尿作用によって、老廃物や有毒化合物を体外に排出してくれます。また、サルフェートには便通をよくする作用もあります。排便力が高まるのです。新陳代謝を高めて、細胞の働きを活性化する働きもあるといわれます。

二日酔いや悪酔いをしたときにも、サルフェート入りの超硬水をほどよく冷やして飲むとよいでしょう。二日酔いや悪酔いで起こる体調不良は、飲酒によって体内で生じるアセトアルデヒドが原因です。サルフェートを飲むと利尿作用が働き、アセトアルデヒドをすみやかに体外に出してくれます。

私もサルフェート入りの水をよく飲んでいます。ヨーロッパ産の超硬水には、サルフェートが多く含まれます。「ダイエットウォーター」として有名な「コントレックス」はサルフェートの含有量が多く、１１８７㎎／Ｌも含まれます。

日本にもサルフェート入りの良質な水はあります。温泉水には、サルフェート入りの水が多くあります。ラベルを確認して購入するとよいでしょう。

私が好んで飲んでいるのは、大分県竹田市にある長湯温泉を飲料水にした超硬水です。この水は国産にめずらしく硬度が900mg／Lもあり、サルフェートの含有量は290mg／Lです。昭和初期にヨーロッパで温泉療法を学んだ九州大学の松尾武幸教授は、「飲んで効き長湯して利く長湯のお湯は心臓胃腸に血の薬」との名言を残しています。長湯に湧き出す炭酸泉がヨーロッパの温泉水と遜色ないほどすばらしいと絶賛したのです。

この水のもう一つの特徴は、マグネシウムが210mg／Lも含まれることです。マグネシウムが不足すると心臓病のリスクが高まることがわかっています。そのため、心臓病の予防にもよい水としても人気が高いようです。

ウォーターレシピ▼デトックス

【水】…サルフェートを含む超硬水

【飲み方】…起床後、食事前、入浴の前後にコップ1杯ずつ

14

水素水が記憶力の低下や
ボケ防止に役立つことが観察された！

脳の働きは水に影響を受けやすい

人は、記憶力から自分の老化を悟るものです。

「あの女優の名前、なんだったかな。ほらあれ、あの映画に出ていたあの人だよ」

なんてことが、40歳を過ぎると多くなってきます。

「前日に食べたものを思い出せないのは、記憶力低下の『軽症』。食べたことも覚えていないのは『重症』」

ともよくいわれます。

ある研究では、**知的作業に入る前にコップ3杯程度の水を飲むと、脳の反応時間が明らかに早くなる**ことが確認されています。また、コップ1杯の水を飲むと、子どもたちの集中力や記憶力が高まることもわかっています。

その理由は、水を飲むことによって、脳の血液の流れがよくなることや、胃腸が活発に動くようになり副交感神経が刺激されることなどで、記憶力や思考力が向上するからです。

記憶力や集中力を高めたいときには、コップ1杯の水を飲むことです。休憩時、脳を休めたいときにも、コップ1杯の水を飲みましょう。こうするだけで、仕事や学習の作業効率は高まるはずです。

四国カルストで見つけた還元力の高い水

最近、「記憶力に関与する水」としてにわかに注目を集めている水があります。それは、水素水です。水素水には、アルツハイマー病などの認知症の予防と改善に効果があるのではないかと、期待が高まっているのです。

認知症は、神経細胞が変性する病気です。神経細胞を変性させてしまうのは、脳に蓄積した活性酸素です。

認知症の代表的な病気には、アルツハイマー病と脳血管性認知症があります。アルツハイマー型認知症の原因はいまだはっきりとはされていませんが、脳の脂質が酸化されてできるβアミロイドと呼ばれるシミのようなものが多く見られることから、原因として活性酸素が有力視されています。

脳血管性認知症の原因は、動脈硬化です。動脈硬化というと、コレステロールや中性脂肪などの脂質が危険視されますが、実は直接の原因は異なります。活性酸素が血管内の脂質を酸化すると、過酸化脂質という毒性の強い物質ができあがります。この過酸化脂質が血管の劣化を引き起こし、動脈硬化を促進させるのです。動脈硬化が悪化して、脳の血管が詰まれば脳梗塞、破ければ脳出血が生じます。その後遺症として起こるのが、脳血管性認知症です。

ですから、認知症を防ぐには、脳内の活性酸素を減らすことが先決です。水素には、酸化されたものをもとに戻す還元力があります。水素と酸素が結びつけば水になります。**水素が体内に入って活性酸素と結びつけば、これを無毒化できる**のです。

この理論により人工的につくられたのが、水素水です。

東邦大学の石神昭人博士と東京都老人総合研究所などの研究では、水素水がマウスの脳にたまっていた活性酸素の量を減らすと示されました。水素水を与えたグループは、ふつうの水を与えたグループに比べて、活性酸素の量が平均27％も少なかったのです。

日本医科大学の太田成男教授らの研究でも、水素水が脳の健康を高めることが明らかにされています。この研究では、ストレスを加えたマウスに水素水を与えたところ、マウスの記憶力の低下が半減したのです。記憶力をつかさどるのは、脳の海馬と呼ばれる部分です。ストレスを加えたマウスの海馬には、変性した細胞が蓄積していました。ところが、水素水を与えると、変性細胞が減っていることが観察されたのです。

今後、アルツハイマー病や動脈硬化の予防のため、水素水はおおいに活用されていくことでしょう。

ただし、人工的に製造した水素水は、開栓すると水素が抜けやすいという難点があります。そのため、栓を開けたらすみやかに飲む必要があります。

また、水素水のつくり方には、「膜溶解法」「水素吸蔵ゼオライト法」「マイクロナノバブル法」「電解水素法」などの方法があります。水素を含有させるために、どの方法がよいのかは、今後の研究が待たれるところです。

なお、人工的な水素水でなくても、天然の還元水もあります。活性酸素を消失させる作用のある水です。それはアルカリ性の非加熱の天然水です。

私が知っている水の中で、高い還元力を示したものの一つは、愛媛県の四国カルスト の天然水です。松山から車で2時間半、高知県との県境に接する海抜1500mの大川嶺を主峰とするこの地域は、私が訪ねたときには真っ白な雪で美しく覆われていました。ここの水は、青色の緑泥片岩と赤色の蛇紋岩が鍾乳石に溶け込んでさざれ石となったゴツゴツとした岩の間から勢いよく湧き出しています。カルシウムやマグネシウムのほか、シリカやバナジウム、サルフェートも含むこの水は硬度106・6mg／Lの中硬水、pH8・0のアルカリ性の水です。調べてみると、還元力にとても優れた水であることがわかりました。

アルカリ性の非加熱の天然水や水素水を飲むことは、脳を健康にし、認知症を予防するうえでも大事なことだったのです。

ウォーターレシピ▼認知症予防・記憶力増進

【水】…水素水、非加熱のアルカリ性の天然水
【飲み方】…頭を使う前後にコップ1杯ずつ

15

アルカリイオン水が、がんの元凶「活性酸素」を消す

水道水には発がん物質が含まれる

「病気になるのも治すのも、長生きするもしないのも、すべてこの世は水しだい」

こんな言葉があります。水の研究を続けるにつれて、私もつくづくそう思うようになりました。

一般成人の体は、約60％が水で占められています。生命を維持するために必要な水の量は、1日に体重1kgあたり約0・04L。たとえば、体重が50kgの人は1日に2L、体重60kgの人は2・4L、体重70kgの人は2・8Lの水分補給が少なくとも必要となります。

ただし、この量をすべて飲み水で補う必要はありません。私たちは食事からも水分を補給しているからです。また、体内でエネルギーが燃焼する際にも、水分が生成されています。その一方で、汗や尿により体の水分をより失いやすい人もいるでしょう。

これらの分を差し引いて考えると、1日に1・5～2・5Lの水を体に入れてあげるとよい計算になります。夏場の汗をかきやすい季節や、カフェイン・アルコールなど利尿作用の強い飲み物を日常的に飲んでいる人は、さらに多めに水を飲んでおくとよいと思います。

ここでもう一度、水の体内での働きをまとめておきましょう。

◎老廃物の排泄を促し新陳代謝を活発にする
◎発汗を助けて体温を一定に保つ
◎有害汚染物質などの希釈や吐剤の役割をする
◎血液の流れをスムーズにして動脈硬化を予防し、脳梗塞・心筋梗塞の発生を防ぐ
◎肥満の予防、解消に働く

生命の維持と健康の増進、健康寿命の延長のために、水の役割は重大であることがわかります。しかし、あらゆる水がこのようなよい働きをしてくれるわけではありません。体を壊すような悪質な水を飲んでいては、発がんを誘導することさえあるのです。

水道水は塩素などの薬品で消毒しているので、大腸菌ゼロのきれいな水ですが、人体にとって安全で良質な水ではありません。消毒の過程で発がん性物質であるトリハロメタンが生成されています。汚染物質と塩素が結合すると、いろいろな有害物質が生じま

す。そのうち、**トリハロメタンには発がん性のあることが確認されています。**

トリハロメタンは煮沸すると揮発します。そうであるならば、煮沸すれば安全な水になるのかといえば、そうともいえません。トリハロメタン以外にも発がん性を持つ物質が水道水に含まれており、なかには煮沸によって増量するものがあるためです。また、水道水に含まれる有機塩素化合物の半分以上は、未解明の物質であるといわれています。

トリハロメタンの場合も、沸騰して5分程度すると水中濃度が一時的に高まります。つまり、**沸騰直後の水道水がもっとも危ない**のです。**トリハロメタンを除去するには、10分以上の沸騰が必要**とされています。電気ポットを使う場合には、沸騰操作を数回繰り返すとよいようです。

毎日の調理にミネラルウォーターを使用するのは大変だと思います。調理に水道水を使う場合には、浄水器を通し、そのうえで10分以上沸騰させた水を使うとよいと思います。

また、生で飲む水には、自分の体に適した天然水を1・5L以上飲むようにします。これが発がんの危険性を減らす大事な対策となるのです。

アルカリ性の水は還元力が高い

私たちの体内では、毎日がん細胞が生まれています。その数は一般に3000〜5000個とされていますが、現代人においては、1万個を上回るのではないかと、私は推計しています。なぜなら、発がん性のある水道水を飲み、大量の食品添加物を摂取し、大気汚染にさらされ、電磁波を浴び続けるなど、私たちは活性酸素を発生させやすい生活を送っているからです。

がん細胞は、活性酸素によって傷つけられた細胞が変異して誕生します。このとき、免疫機能が正常に働けばがん細胞を叩き殺してくれます。しかし、免疫力が弱った状態にあると、がん細胞は生き残り、時間をかけてがんという病気に成長していくのです。

ですから、現代に生きる私たちががん予防を考えるときには、二つの対策が重要となってきます。一つは、活性酸素の発生量を減らし、発生しても消去できる策を持つこと。もう一つが、免疫力を増強させることです。

一つめの対策としては、還元力のある水を飲むこと。水の還元力は、酸化還元電位を調べるとわかります。酸化還元電位とは、その物質が他のものを酸化しやすい状態にあるのか、酸化したものをもとに戻しやすい状態にあるのかを表す指標です。酸化還元電位の高い水ほど、活性酸素が発生しやすく、低い水ほど還元力が高いことを表します。

酸化還元電位の高い水の代表は、水道水です。大量の塩素で消毒する地域の水道水は、酸化還元電位がとくに高い傾向があります。反対に、酸化還元電位の低い水は、アルカリ性の水です。一般に、整水器でつくられるアルカリイオン水は酸化還元電位が低いと知られています。天然のアルカリ水を選ぶならばpHが８以上。整水器を使うならば、pH８から始めてpH９・５まで慣らしていくとよいでしょう。

また、がん予防には免疫力の向上が不可欠です。それには、腸を元気にするカルシウムとマグネシウムを豊富に含んだ、アルカリ性の天然の硬水をおすすめします。

ウォーターレシピ▼がん予防

【水　】…アルカリイオン水、アルカリ性の硬水
【飲み方】…起床後、朝、昼、夕方、寝る前にコップ1杯ずつ

16

花粉症やアトピー性皮膚炎など体質改善に効果が期待できるウォーターローディング法

アレルギー性疾患はこうして起こる

免疫力の低下は、アレルギー性疾患という病気も引き起こすことはお話ししました。アレルギー性疾患とは、スギ花粉症などのアレルギー性鼻炎、アトピー性皮膚炎、気管支ぜんそく、食物アレルギーなどの総称です。

アレルギーのメカニズムは以下のとおりです。アレルギーを引き起こす物質が体内に入ってくると、免疫細胞が動き出し、人体の粘膜や皮膚にて炎症を起こします。鼻の粘膜で炎症が起こればアレルギー性鼻炎が起こり、皮膚で起こればアトピー性皮膚炎です。これらはまったく別の病気のように見えますが、発症の根っこにあるものは同じです。免疫力の低下があるのです。

よく「アレルギー性疾患は、免疫が過剰に働いている状態」という説明がなされますが、この状態が起こるのは、免疫力が強いからではありません。免疫機能が弱体化しているために、免疫細胞が本来の働きを見失い、体にとって敵ではない物質にまでムダに攻撃を繰り返してしまっているのです。

免疫機能の弱体化を起こす原因は、研究者によってさまざまにいわれますが、私は「日本人の清潔好き」がいちばんにあると考えています。免疫機能は、バイ菌などの外敵が入ってくると稼働力を高め、免疫細胞が連携してこれを叩きます。ところが、「風邪をひくのがいやだから」と、風邪をひく前から殺菌作用の高い薬剤などを使って細菌の侵入をシャットアウトしていると、免疫機能は強化するチャンスを失います。**弱体化した免疫機能は迷走し、本来は敵ではない物質にまで攻撃を繰り返してしまう**のです。「風邪をよくひく子ほど、大人になって丈夫になる」とは、よくいわれることです。子どもの頃に免疫力の強化をしておければ大人になって病気をしなくなる、というのは、真実と考えてよいでしょう。

免疫力を強化するには、身の回りの細菌と仲よくすることです。私は「**免疫力を高めたいならば、落ちたものを食べなさい**」とよく言っています。土壌にいる細菌と腸内細菌叢は似ているところが多く、それが少しくらい腸に入ってきたところで問題はありません。むしろ、免疫力に加えて腸内細菌の増強にもつながり、よいことだらけです。

加えて、日頃から殺菌・除菌作用のあるものを使わないことです。手洗いに薬用石鹸など必要ありませんし、アルコール液で手を除菌するのも体にはよくないことです。免疫力を低下させるだけでなく、皮膚の健康を守ってくれている皮膚常在菌まで殺してしまうからです。帰宅後の手洗いに石鹼は必要ありません。目に見える汚れが手についたときにだけ、昔ながらの固形石鹼を使いましょう。体を清潔に保つことは大事ですが、そのことと身の回りから細菌を排除することは、まったく違うことなのです。

中硬水をチビリチビリと飲むだけ

免疫力を強化し、アレルギー体質を改善するには、水の飲み方を変えることが有効です。体質改善のためのウォーターローディング法を紹介しましょう。

ウォーターローディング法は、もともとはプロスポーツ選手がよく行っている水飲み健康法です。持久力を高め、成績の向上を目的に開発されました。この方法を開発したのは、カルピス株式会社の「チームエビアンウォーターローディング」です。順天堂大学スポーツ健康科学部の高岡郁夫先生をリーダーに、マラソンランナーの谷川真理さん、プロゴルファーの横尾要さん、プロテニスプレーヤーの吉田友佳さんの4人で構成されたチームです。

ウォーターローディング法では、試合前の一定期間、毎日1～1・5Lの水を飲み、体内をしっかりと潤しておきます。すると、試合中に水分を失っても運動能力の低下を防げるという体調調整法です。この体調調整法は欧米でも以前から広く行われていると聞きます。現在では、世界で活躍するアスリートの多くが取り入れているそうです。

なぜ、ウォーターローディング法が、運動能力の向上に効くのでしょうか。

ふだんから**水をこまめに飲んでおくと、血管がやわらかくなり、柔軟になります。血管の弾力性が高まれば、血流がよくなり、新陳代謝も活発になって、免疫力も増強されます**。こうしたメリットは、スポーツ選手が運動能力を高めるために強い武器となってくれることでしょう。

この方法を、アレルギー体質の改善にも応用していきましょう。

飲む水は、ミネラルを適度に含む中硬水を選びます。軟水では、免疫力の増強を期待できるほどのミネラルが含まれていませんし、超硬水では利尿作用が働き過ぎます。硬度100〜300㎎／L程度の中硬水がおすすめです。

中硬水を1日に飲む総量は、大人は1〜1・5Lでよいでしょう。子どもの場合は、500㎖〜1Lくらいまでにしておきましょう。ミネラル含有率の高い水は、消化吸収に負担がかかるため、消化器官の未熟なうちは飲み過ぎないことも大事です。

もっとも注意すべき点は、アルカリ性であること。pH7・5以上の水がよいでしょう。

飲むタイミングは、日中です。のどに渇きを感じる前にこまめに飲むようにします。

飲み方は、「チビリチビリ」を基本とします。目安は、1回にコップ半杯〜1杯、上限は250㎖程度です。内臓に負担をかけず、良質の水を体にゆっくりと浸透させながら体質を改善していくには、小分けにして飲む方法が最適なのです。

ウォーターレシピ ▼ アレルギー体質の改善

【水　】…アルカリ性の中硬水　大人1〜1・5L／子ども500㎖〜1L

【飲み方】…のどが渇く前に少量ずつ飲む

17

純水は「体を壊す水」。常飲によって心身に不調をきたす人が増えている

「タダほど怖いものはない」

水道水が、「体を壊す水」であることは、広く知られるようになりました。体を壊す水など、みすみす飲むわけにはいかないと、ペットボトル詰めの水を購入する人も多くなりました。とてもよいことだと思います。ところが近年、困ったことが起こっています。スーパーなどで、純水を無料で配るようになったのです。また、数十万円もの大金をかけて、純水をつくる機械を設置する家庭も見られるようになりました。

水道水には有害物質が含まれているから、すべてを取り除けば健康によい水になる、と考えるのは間違いです。なぜなら、水にはものを溶かし込む性質があります。お酒や紅茶、スープなどが好みに合わせておいしくつくれるのは、水にはいろいろな成分を均一に溶かす「溶解性」という性質があるからです。

この溶解性は、水に不純物が含まれないほど強く表れます。たとえば、半導体製造では各プロセスで超純水を使って洗浄作業を行います。通常の洗剤を使えない場合では、超純水が洗浄剤として使われます。水の純度が高くなるほど「ハングリーウォーター」

となって、いろいろなものを溶かし込んでくれるからです。

半導体産業の洗浄作業では、通常の水は使えません。純度の低い水は洗浄能力が落ちるという点に加えて、水内の不純物で半導体を汚してしまうという問題が起こるからです。よって、高純度の水が求められます。原子力産業や製薬事業、高度なバイオテクノロジー産業などでも、超純水が洗浄作業で使われています。

産業界にとっては不可欠な純水も、体内には「毒の水」となります。

最近、純水を日常的に飲むようになって、体調を崩したという事例が増えていると聞きます。**純水を生のまま飲むと、体が保持している大事なミネラルを溶け出させてしまう危険性がある**のです。

ミネラル不足は、さまざまな病気を引き起こす原因となります。これまで水の健康効果をミネラルの特徴とともにお話ししてきました。裏を返せば、体にとって必須のミネラルが不足してしまえば、健康とは反対の状態に陥りかねません。純水を飲んで体のミネラルが奪われてしまうと、健康への害が心配されるのです。

無料だからとスーパーでくんできた純水は、調理にだけ使い、生のままでは飲まないことです。「タダほど怖いものはない」と昔からいいますが、純水も体にとって怖い水なのです。

なお、最近は純水を使った飲み物なども売られています。パッケージにピュアウォーターなどとよく書かれていますが、ピュアウォーターとは純水のことです。

また、**蒸留水も生のまま飲んではいけない水**です。2011年の福島原子力発電所の爆発事故のあと、放射線の被害を恐れてペットボトル詰めの水が全国的に品薄になったことがありました。このとき、非常用の保存水を購入した人もいたと思います。水不足に陥ったあの当時、「5年保存できる」というキャッチコピーは魅力的に映ったことでしょう。長期保存の可能な非常用水は、高温殺菌しているか、蒸留水、もしくは純水です。

蒸留水のつくり方は、以下のとおりです。水を沸騰させ発生した水蒸気を冷却すると、凝縮されて、水に戻ります。こうしてつくる純度の高い蒸留水は、医薬品の実験や化学上の操作などで使われます。

この水が飲めないわけではありません。しかし、健康を考えれば、生のまま飲んではいけない水です。蒸留水を水槽に入れ、そこに淡水魚を放すとどうなると思いますか。

それまでいきいきと泳いでいた魚が、苦しそうに暴れたのち死んでしまうのです。

なぜ、こんなことが起こるのでしょうか。水に溶け込んでいる酸素がないため、窒息してしまうのです。「水清ければ魚棲まず」とは、本当にそのとおりなのです。

こうした現象を見ても、蒸留水は気軽に飲んでよい水ではありません。人間の場合、絶食状態にあるとき、蒸留水を約1・8L飲むと死に至るといわれています。

蒸留水や純水を保存している人は、生のままは飲まないことです。どうしても使いたいのならば、調理に少量ずつ使うとよいでしょう。その場合も大量にいっきに使うようなことはしないこと。災害にあってやむをえず飲む場合には、お茶などにしてチビリチビリと少しずつゆっくり飲み、空腹時にはあまり飲まないようにするとよいと思います。

赤ちゃんに白湯をあげてはいけない

沸騰させた白湯も、溶存酸素を失った「体を壊す水」です。

昔は、赤ちゃんには湯冷ましを飲ませるというのが常識でした。少量ならばかまいませんが、湯冷ましばかり飲ませるのも、赤ちゃんの健康によいことではありません。

最近のお母さんは、ペットボトル入りの天然水まで沸かしてから赤ちゃんにあげていると聞きます。その水が非加熱の天然水だった場合、沸騰させれば、せっかくの溶存酸素や水の活性を失ってしまうことになります。「赤ちゃんのため」と手間をかけることで、体によくない水になってしまうのだとしたら、残念なことです。

「赤ちゃんに生水をあげてはいけない」というのは、お母さんたちの常識のようですが、それは腸にとっては非常識です。赤ちゃんも大人と同じく、少しくらいの細菌が入ってきたほうが腸を健康に鍛えられます。**赤ちゃんの腸を元気にするには、大腸菌などの悪玉菌の力も不可欠**であることは腸の研究により明確化されています。

また、白湯を飲んで健康になるという「白湯健康法」のようなものが流行していると聞きます。温かいものを飲めば、体が温まります。その効果は確かにあるでしょう。しかし、水の活性を健康に取り入れようと思うのならば、沸騰させた水に効果はありません。むしろ、白湯を水道水でつくるのは、残留汚染物質を濃縮して飲むようなものだと思ってください。

18

カリウムが不足すると疲労感が増す。
疲れやだるさは
海洋深層水で取り除ける

カリウムとナトリウムは助け合って働いている

水のミネラル含有量を表す硬度は、カルシウムとマグネシウムの量から計算されます。天然水にはほかにもさまざまなミネラルが含まれます。カルシウムとマグネシウムのほかに、とくに大切なミネラルはナトリウムとカリウムです。ペットボトルのラベルにこの四つが主に記載されているのは、人の体にとくに重要なミネラルだからです。

ナトリウムは、ご存じのとおり、食塩を生成するミネラルです。体には、人体の0・14％ほどのナトリウムが存在しています。そのうち4分の1は骨格内にあります。

残りの4分の3は細胞の外液にあります。細胞外液に存在するナトリウムはイオン化されていて、体液の浸透圧を正常に保つ働きを担っています。また、栄養や老廃物のやりとりをスムーズにすることで、細胞の新陳代謝をうながす役割もあります。

一方、カリウムは細胞内液に多く存在するミネラルです。カリウムは細胞内液の中で酸とアルカリのバランスを整え、浸透圧を調整しています。

このナトリウムとカリウムは、互いに作用しあって初めて一人前の働きができるミネラルです。どちらかが欠けていれば、両者が本来の働きをできなくなってしまうのです。しかし、両者がバランスよく存在していれば、体は快調に動けます。なぜなら、神経の伝達がスムーズに行われ、筋肉の向上や疲労回復に働き出すためです。

また、カリウムが存在することで、ナトリウムの負の作用をやわらげることもできます。ナトリウムはとり過ぎると血圧の上昇を招きます。高血圧になり、医師から「塩分を控えるように」といわれている人も多いことでしょう。高血圧の状態が長く続くと、血管への負担が大きくなり、血管や心臓に障害をもたらすことになるからです。

しかし、カリウムが細胞内液にしっかり存在していれば、ナトリウムをとり過ぎてしまっても血圧が上昇しないように調整してくれるのです。

海洋深層水でカリウムを補給

ふだんきちんとした食生活を送っていれば、ナトリウムとカリウムは不足することのないミネラルです。カルシウムとマグネシウムは、積極的にとる必要のあるミネラルですが、ナトリウムとカリウムはさほど神経質になることはありません。

なぜなら、きちんとした食事の中には、ナトリウムもカリウムもバランスよく存在しているからです。ナトリウムは塩分のもとになるミネラルですから、調味料を使った料理をすれば、これが不足することはありません。

カリウムも食品中にも多く含まれているミネラルです。たとえば、パセリや味噌、アボカド、ほうれん草、切り干し大根、玄米などのほか、昆布やわかめ、ひじきなどの海藻類にも豊富です。また、野菜全般に含まれています。

ただし、レトルト食品やコンビニ弁当、外食などの多い食生活を送っている人は、話が違います。こうした食事になると、味が濃くなるためナトリウムの摂取量が増える反面、野菜類が不足してカリウム不足を引き起こしやすいのです。

カリウムが不足すると、低カリウム血症を招きます。低カリウム血症になると、疲労感やだるさなどのほか、頻脈や拡張症など心臓の異常を招く原因になります。**食生活が乱れがちで、だるさや疲労感の抜けない人は、カリウム不足なのかも**しれません。

ただ、カリウムはたくさんとればとるほどよい、というわけではありません。ここが難しいところで、過剰に摂取すれば腎機能障害や不整脈を招く心配が出てきてしまいます。カリウムのサプリメントも販売されていますが、過剰摂取を防ぐため、手軽で安易な方法には頼り過ぎず、食生活の中から改善を考えていきましょう。

カリウムを上手に補うには、第一に野菜や海藻類をしっかり食べるよう気を配ること。

仕事が忙しく、外食に頼りがちの人は、なるべく定食屋で食事をするとよいでしょう。いつものメニューにわかめサラダやほうれん草のおひたし、ひじきや切り干し大根の煮物、納豆などの小鉢を加えるとよいと思います。私も昼食はたいてい研究室のそばの定食屋でしています。ここは、五穀米や玄米があるほか、多種多様な小鉢や料理を自分の好みに合わせて選べるようになっており、私のお気に入りです。

疲れやすい人は、食生活を改善したうえで、水にもこだわっていくとよいでしょう。疲労感の強い人には、カリウムの含有量が多い、アルカリ性の水をおすすめします。海洋深層水には、カリウムに加えてマグネシウムの豊富な水がよく見られます。

海洋深層水とは、水深200m以下の深海水をさします。日の光が届かず水温の低い深海には細菌が少なく、環境汚染も受けていません。ただし、海水ですから生のままでは塩辛くて飲めません。そこで脱塩や殺菌などの処理が行われたうえで、飲み水に加工されます。

海の水と人間の血清はミネラルの構成比率がほぼ同じです。血清とは、血液から血球などを除いた成分のことです。また、胎内にある羊水のミネラル比率も、海水とほぼ同じです。これは海がすべての生物の誕生の場であり、人間の祖先も遠く溯れば海から生まれた生物だったことを物語っています。

その海水を使ってつくられる海洋深層水は、人間の体に適合しやすい水だともいえるでしょう。ただ、脱塩などの処理をする際に、大事なミネラルをとり過ぎてしまっている水も見られます。購入の際には、カリウムなどのミネラルをどの程度含んでいるのか、ラベルをよく見て選ぶようにしましょう。

ウォーターレシピ▼**だるさや疲労感の解消**

【水】…カリウムの豊富なアルカリ性の水（海洋深層水など）
【飲み方】…1日コップ5杯、5回にわけて飲む

19

炭酸水には
疲労物質を取り除き、
血流をよくする効果がある

心身を癒やす炭酸水のパワー

一日の仕事を終えたあとのビールは格別な味がします。プシューと栓を開け、グラスに注ぎ、白い泡を感じながらのどを潤した瞬間、「この一口のために、今日もがんばったんだな」などと思うものです。

私も糖質制限食を始めて長くなりますが、仕事終わりのビール1杯だけは、自分へのご褒美として「よし」としています。ビールが心身ともにオンとオフを切り替えるスイッチになってくれるからです。

この「癒やしのビール」、実はビールでなくてもよいのです。心身を癒やす働きをしているのは、ビールに含まれる炭酸だからです。

炭酸には、即効的に疲労を回復させる効果があります。体を動かすと、筋肉内では脂肪と酸素が燃焼します。すると、その燃えカスとして乳酸という疲労物質が発生します。この疲労物質がたまると体が酸性に傾いてしまい、筋肉の活動を邪魔します。これによって疲労感が生じてくるのです。

炭酸水に含まれる、シュワシュワと発泡するもととなるのは、重炭酸イオンです。重炭酸イオンには、疲労物質を中和する働きがあります。乳酸は中和されると、最終的に二酸化炭素と水になり、呼吸や尿とともに排出されるのです。

また、重炭酸イオンが体内で水と二酸化炭素に変化すると、血液中の二酸化炭素量が増えてくる反面、酸素がたりなくなります。結果、酸素を多く送り込もうと体が働き、血行がよくなります。

炭酸を含む飲み物をとると、スカッとした爽快感を味わえるのは、こうした働きが体内にて即効的に起こるからなのです。

ただし、ジュースなどの炭酸飲料はおすすめしません。糖質の含有量が多いため、体に与える害が大きいからです。ビールは私も大好きですが、糖質を多く含むというリスクをわかったうえで、お楽しみ程度に飲むようにしています。

ビールもジュースもカロリーオフのタイプも販売されていますが、カロリーをオフにしながら甘みやうまみを出すには、それ相応の操作があります。人工甘味料の存在も大きいでしょう。いくつかの人工甘味料の弊害については、前にお話ししたとおりです。

炭酸水はサッと飲み、ダラダラ飲みはしない

即効的に疲れを癒やすために、もっともよいのは炭酸水です。とくに天然の炭酸水は、人工的に加えられたものが「ゼロ」ですので、安心して飲むことができます。

天然の炭酸水は、ヨーロッパ産のものが多くなります。私が初めて飲んだ炭酸水は、フランス産の「ペリエ」でした。南米アルゼンチンの首都、ブエノスアイレスを訪れたとき、フランス料理とともに出されたのがペリエでした。初めて口にした印象は、「苦くてとても飲めない」というもの。すぐにふつうの水と交換してもらった覚えがあります。

しかし、今では炭酸水が大好きです。仕事中に疲れたなと感じたら、コップ1杯の炭酸水を飲んで、サッと疲れをとるようにしています。乳酸などの疲労物質は、体にためこまないほうがよいからです。

今、日本でもさまざまな炭酸水を飲めるようになっています。東京のウォーターバーで若い女性にもっとも人気のある水は「ペリエ」だとも聞いています。

また、世界一高級なミネラルウォーターと呼ばれている天然水も炭酸水です。この炭

酸水は、「シャテルドン」という名です。フランス産の「シャテルドン」は、「太陽王」と呼ばれたルイ14世を魅了し、ヴェルサイユ宮殿の宴と食卓を飾ったことでも有名です。高価の理由の一つは、その飲み口のよさにあるのでしょう。繊細な泡は、ミネラルウォーターのドンペリとの名を持つほどです。また、年間約100万Lと採水量が限られているため、希少価値を保てていることも、高価の理由です。

最近、スーパーやコンビニなどでよく見かける炭酸水は、「ゲロルシュタイナー」です。この炭酸水は、ドイツ産です。大きな気泡と強めの炭酸が特徴で、飲んだときに満足感があります。硬度1310mg／Lという超硬水ですが、スッキリとした飲み口で、硬水特有のクセの少ない水といえるでしょう。

なお、炭酸水は、冷え性の人にもおすすめです。飲むと血流がよくなるからです。血流の悪化が起こす肩こりなどの症状改善にも、効果を期待できるでしょう。こりのある部分には乳酸が蓄積してきます。肩こりを感じたら、サッと炭酸水を飲んで乳酸を取り除いてあげるとよいでしょう。

ただし、炭酸水を飲むときには注意が一つだけあります。炭酸水の多くは弱酸性のため、大量に飲んでしまうと体を酸性に傾かせてしまいます。体が酸性に傾くと、新陳代謝が滞り、かえって疲労感を招くことにもなってきます。

炭酸水は、疲れを感じたらパッと飲み、ダラダラと飲み続けないことです。たとえばデスクワークの人ならば、仕事中は自分の体調に適したアルカリ性の水を一口ずつ飲んでおき、休憩時間にコップ1杯の炭酸水をゴクゴクと飲み干すようなイメージで活用するとよいでしょう。

ただ、疲労が蓄積し、疲れがなかなか消えない「慢性疲労」の状態にまで陥ってしまうと、炭酸水だけでは疲れは抜けません。こうなったときには、デトックス効果の高いサルフェート入りの水を飲んで、細胞レベルから改善を図っていきましょう。

ウォーターレシピ▼疲労回復、冷え性・肩こりの改善

【 水 】…天然の炭酸水

【飲み方】…疲労感を感じたらコップ1杯をサッと飲む

20

冷え性は「万病のもと」。ミネラルの豊富なアルカリ水で体の熱産生率を高めよう

冷え性は免疫力を低下させる

冷え性は「万病のもと」といわれています。体温が単に低く、寒さを感じやすい体質なのだろうと思っていたら、大間違いです。冷え性は思いがけない病気を招き寄せる原因になるからです。

女性に冷え性の人が多いのは、筋肉量が少ないためです。筋肉は体内でもっとも効率よく熱を生み出している「熱産生工場」です。反対に脂肪は、保温効果はあるものの、熱は産生できません。脂肪が多くて筋肉量が少なく、運動不足の人は、体の熱を生み出す力が弱く、冷えた体を脂肪がさらに保ってしまう状態にあるのです。

男性であっても、太っていて運動不足の人は、体が冷えやすい状態にあるといえます。「冷えは女性の問題」と放置するのは、よいことではありません。

体が冷えると起こる弊害は、実にさまざまです。第一に、免疫力が低下します。免疫学者として有名な新潟大学の安保徹教授は、「体温を1度上げれば免疫機能が30％上昇する」と話されています。裏を返せば、体が冷えれば免疫力が低下してしまうということとです。

冷え性の人は風邪をひきやすく、女性の場合、膀胱炎や膣炎などの炎症をよく起こします。これは、免疫力が弱いため、病原菌に感染しやすいことを表しています。

また、免疫力が落ちるとがんを招きやすくなることはお話ししました。**がん細胞は体温が35度台のときに増殖力を高める**ことがわかっています。がん細胞は低い体温を好むため、正常時の体温が35度台の人は、がんの発症率が上がってしまうのです。

また、冷え性は自律神経失調症を起こすこともわかっています。自律神経とは、体内環境を正常に働かせるための大事な神経で、人体の生命活動だけでなく、心理状態にも深くかかわっています。そのため、自律神経のバランスが乱れると、気分の低下や不安、イライラなどの心理症状に加えて、頭痛や不眠、めまいなどさまざまな不快な症状を引き寄せることになります。

冷え性になると自律神経失調症になりやすいのは、血流が悪化するからです。自律神経は全身を流れる血流にそってはりめぐらされています。血流が悪化すると、自律神経の働きも鈍ってしまうのです。

冷え性が起こす病気は、まだまだあります。女性の場合は、月経不順や月経痛、不妊などの問題も起こりやすくなります。

温かい水ばかり飲んでいると体が怠けてしまう

冷え性によい水のポイントは、主に三つです。

第一には、血流をよくする水です。血流を促進する水は、硬度の高い天然水です。イオン化されたカルシウムやマグネシウムなどのミネラルが新陳代謝をうながすうえ、血流も高めてくれるからです。

第二には、アルカリ性の水です。体が疲れていると、体内環境が酸性に傾きます。弱酸性の体内では、新陳代謝が滞り、血流も悪化します。反対に体内を弱アルカリ性に整えられれば、体内環境が良好になり、血流も高まります。

第三には、前項で述べたように炭酸水です。炭酸水には、血行をよくする働きがあります。ただし、炭酸水の多くは酸性であることはお話ししました。酸性の炭酸水を飲むときには、冷えを感じたときにコップ1杯を飲み、ダラダラとは飲み続けないことです。

なお、よく探せば炭酸水の中にも弱アルカリ性のものはあります。たとえば、イタリア産の「ロケッタブリオブルー」や「サンペレグリノ」などです。こうした自分の体調に適した水を探し出すのも、天然水選びの楽しいところともいえるでしょう。

炭酸水は、水の硬度に加えて炭酸の強さや気泡の大きさなどによって、好き嫌いがとくにわかれやすい水です。いくつか飲みくらべて、「おいしい」と感じる水を飲むようにするとよいでしょう。

なお、水の温度にもこだわってみましょう。**冷え性の人によい温度は、常温**です。

ドイツの栄養研究所のM・ボッシュマン博士らの研究により、37度の温水よりも22度の常温水のほうが、エネルギーの消費をより強くうながすことがわかっています。この研究については、肥満の項目（12）でお話ししたとおりです。これは、ボッシュマン博士が、ドイツで開かれた世界肥満症学会で報告された内容です。

日本では、冷え性の人は体を冷やしてはいけないからと、温かい飲み物が推奨されています。食べ物に関しては、体を冷やすものと温めるものがあるため、一概にはいえませんが、水は常温で飲むことをお勧めします。温かいものを飲めばいっとき体が温かく感じますが、それでは体の熱産生力を鍛えることができません。しかも、水を沸騰させてしまえば、せっかくの水の活性を殺してしまうことになります。

ただ、冷え性の人は、水を冷やし過ぎないほうがよいと思います。水は10度くらいに冷やして飲むのがもっともおいしい飲み方です。しかし、もともと熱産生力の弱い冷え性の体では、冷水を体温まで上げるのは大変なことでしょう。常温水を日常的に飲んでいき、体の熱産生力が高まってきたら、それにあわせて水の温度もだんだんと下げていくとよいと思います。

炭酸水は冷やして飲むほうがおいしい水です。炭酸水はダラダラ飲みをしない水ですから、おいしく冷やしたものをサッと飲むようにするとよいでしょう。

ウォーターレシピ ▼ 冷え性の改善

【水】…アルカリ性の硬水、炭酸水

【飲み方】…アルカリ性の硬水を常温のままチビリチビリと飲む

21

痛風と結石は
アルカリ性の軟水で
予防・改善できる

痛風は自分で改善できる

私の友人が数年前に痛風になりました。彼は痛みをこらえながら、「薬を飲んでもなかなかよくならない」とぼやいていました。そこで私は、彼に水の飲み方を伝授しました。私には「水を飲むこと」で痛風を克服した経験があったからです。

「風が吹くだけで痛い」という名のとおり、痛風は強烈な痛みを発する病気です。

原因は、体の中に尿酸がたまること。それが排出されずに関節などで結晶化すると、猛烈な痛みとともにはれが生じます。私の場合は、右足の甲に痛みとはれが現れましたが、足の親指のつけ根などに痛みが出ることが多いようです。

痛風はしっかり治さずに放置すると、激しい痛みを繰り返したり、体のあちこちに結節ができたり、腎臓が障害されたりします。ここから尿路結石に至る例もあります。

ではなぜ、体に尿酸が生じてしまうのでしょうか。食品中に含まれるプリン体という成分は、体内に入り代謝されると尿酸を生じます。尿酸は、プリン体の代謝の際に発生する燃えカスのようなものです。この尿酸がたまると、痛風になるというわけです。

プリン体は、いくらやたらこ、しらこなどの魚卵や魚肉の肝、干ししいたけ、かつお節、ビールなどに多く含まれます。高カロリーの食べ物やアルコールの飲み過ぎも、尿酸値を高める原因になります。

これらの食べ物は、すべて私も大好きです。しかし、専門の医師に相談すれば、食事制限を間違いなく求められてしまうでしょう。大好物を口にできないことほど、人生おもしろくないことはないものです。私は大好きなビールを飲みながらも、痛風を治す方法はないかと考えました。そして、水を飲むことにしたのです。

体がアルカリ性になると尿酸値は下がる

痛風を治すためには、体にたまった尿酸の排出が大事になります。**尿酸は、体がアルカリ性になると排出されやすくなります。**そこで私は、重曹の粉少量をアルカリイオン水と一緒に飲み、体液をアルカリ性に保つことに努めました。

この方法によって、体が完璧にアルカリ性に変わったのだと思います。痛風の症状はまもなく消えました。以降、再発もしていません。

私は、痛風を発症した友人に、このことを伝えました。そして、アルカリ性で還元力の高い、腸にやさしい水を友人にプレゼントしました。

このときプレゼントしたのは、島根県浜田市金城町で採水される水です。地下300m、花崗岩層を通って湧き出たこの水は、軟水ですが、天然のミネラル成分をほどよく含むという特徴があります。しかも、pH8・1〜8・4というアルカリ性の性質を持っています。大自然のフィルターによって不純物が取り除かれたのちに湧き出てくるので、加熱殺菌せずとも安心して飲める、生きた水です。

彼がこの水を飲み続けたところ、あんなに苦しんでいた痛風は消えました。現在も再発していないと聞いています。

痛風は痛みの激しい病気で、発症すると歩くのもままならなくなるほど、生活の質を低下させる病気です。プリン体を多く含む食品を日頃よく口にする人は、予防策として水を飲んでおくとよいでしょう。痛風の予防によい水は、pH8以上のアルカリ性の非加熱の天然水です。こうした水を、1日コップ8杯、約1・5L以上をのどが渇く前に飲んでおくとよいと思います。

また、痛風を発症してしまった人は、アルカリ性の非加熱の天然水コップ1杯に、重曹を小さじ1／2～1杯を溶かして飲むとよいでしょう。食品用の天然の重曹ならば、飲んでも大丈夫です。ただ、摂取量は1日5gまでとします。なお、重曹にはナトリウムが含まれるので、高血圧症や腎臓病の人はやめておいてください。

最近、東京薬科大学や防衛医科大学の研究チームが「痛風になる第三の原因」が存在すると発表しました。腎臓からの尿酸排泄機能が低下するのが第一のタイプ、体内で尿酸が過剰に生産されるのが第二のタイプ。この二つが、従来考えられてきた原因でした。

第三のタイプは、小腸など腸からの尿酸排泄機能が低下するという新たな原因です。腸は人体最大の免疫器官です。腸の不具合は、脳から心臓まですべての臓器の不具合を引き起こすともいわれていますが、痛風にも関与していたのです。

痛風の改善によいアルカリ性の非加熱の天然水は、腸を元気にする水でもあります。**腸によい水を飲んでいると、体内での尿酸生成が過剰にならず、尿酸を排出しやすくなります。**このことが、痛風の克服に役立ったのでしょう。

なお、尿路結石や腎臓結石、胆のう結石の予防にも、アルカリ性の非加熱の天然水はよく効きます。結石はカルシウム含有量の多い硬水を飲んでいるとできやすいといわれます。しかし、この説に私は否定的です。以前、中国で健康調査をしていたとき、ある地域で働く日本人に腎臓結石が多いことがわかりました。調べてみると、この地域の水の硬度が特別高いわけではありませんでした。ただ、日中激しく働いているわりに、水分の補給がたりていないことがわかりました。**結石ができる最大の原因は、水を飲まないこと**です。脱水状態が続くとできやすくなるのです。

米国の調査では、コップ4〜5杯の水を毎日飲む人の腎臓結石の発症数は、まったく飲まない人の半数だったといいます。水をしっかり飲んでいれば、結石で苦しまずにすむようです。

ウォーターレシピ▼痛風・結石予防

【水】…アルカリ性の非加熱の軟水（結石予防には軟水がよい）
【飲み方】…1日8〜10杯、何回にもわけて飲む

22

天然水を飲んで体を潤しておけば風邪をひきにくくなる

体内の水分量は減らさない

インフルエンザウイルスなど、人に感染して風邪症状を引き起こす病原菌は、気温20度、湿度65%の環境では活動力を弱めることが知られています。高温、高湿度のもとでは死んでしまうのに、低温、低湿度のもとでは長時間生き残り、空気中を浮遊し続けるのが風邪ウイルスの特徴です。

冬に風邪が流行しやすいのはこのためで、冬になると「加湿に気をつけるように」という決まり文句を毎日聞くことに私たちはなります。

「手洗い・うがい・加湿」は、風邪予防の三原則のように語られています。私からいわせればこれらは単なる水際作戦にしかなりません。もちろん、敵を自陣営に入れない作戦は大事です。しかし、それがかえって自分の体を弱めてしまうケースもあるのです。

冬になれば、自宅内での加湿にいくら気を配ったところで、外出先で風邪ウイルスが蔓延している危険性は否めません。人が大勢集まる場所ほど、その危険性は高まるでしょう。

風邪ウイルスに対する最大の防御は、自分の体の免疫力を高めておくことです。そのためには、「栄養・休養・睡眠」とよくいわれます。しかし、それに加えて大事なことがあります。自分の体を水で潤しておくことです。

私は、外環境の加湿以上に、**自分の体内の加湿こそ大事**だと考えています。

私たちの体は、約60％が水分でできていることはお話ししました。体重60kgの人なら、体内の水分は約36kgにもなります。

そのうち、毎日約2・5Lもの水分が汗や尿、呼吸などによって排出されています。そこで私たちは、食事や飲み物によって失った水分を補給しています。この入れ替え作業を毎日していることを単純に計算すると、**約15日間で体内の水分がすべて入れ替わる**ことになります。

では、この入れ替え作業に滞りが生じたらどうなるのでしょうか。

体内から水分が2％減ると、のどに渇きを感じます。のどが渇くというのは、水分がたりていないと訴える体内からのSOSだと考えています。ウイルスなどの病原菌が入り込みやすい状況に体があることを示している、危険信号だと考えてよいでしょう。

水はのどに渇きを感じる前に、チビリチビリと飲むことが大事です。体に水が満ちていれば、たとえウイルスが侵入してきたとしても、体内で生き延びられないからです。

しかし、この体からのSOSを放置してしまうと、どうなるでしょう。

体から3％の水分が減ると、のどの渇きはもはや感じなくなります。血液はドロドロになり始め、腸の働きも悪くなります。すると、免疫力の低下が起こります。風邪などの感染症にかかりやすく、治りにくい体内環境になってしまうのです。

さらに6％の水分が減れば、脱水症状が起こります。命に危険がある状態です。

風邪を予防するには、のどが渇く前に水を飲む習慣を持つことが第一です。加湿やマスクの着用などはその次にするべきことです。良質の天然水を日常的に飲むことこそ、風邪の予防には大事なことだったのです。

なお、風邪をひいたときには、アルカリ性の軟水を常温で飲むようにします。夜間、痰がからみ、咳が止まらないときには、寝る前に天然の軟水をたっぷり飲んでおきましょう。水を飲むと痰がきれやすくなるからです。下痢や嘔吐が続くときには、体液の電解質濃度に近いスポーツドリンクなどを一口ずつゆっくり飲むようにしましょう。

風邪予防には薬用石鹸を使わないこと

現在、日本人の免疫力が総じて落ちています。冬になると毎年、インフルエンザが大流行し、ノロウイルスやロタウイルスなどによる胃腸炎が蔓延します。教育現場でも大変な問題が起こってきています。一昔前は、インフルエンザによる学級閉鎖になるクラスはめずらしいほうだったのに、今では学級閉鎖にならないクラスのほうが珍しくなっていると聞きます。

ウイルスは変異を繰り返すことは知られています。それによって一昔前よりも、ウイルスの毒性が強くなっているのでしょうか。いいえ、そうではないでしょう。私たち日本人の免疫力が弱くなっているのです。たとえば、ノロウイルスやロタウイルスなどは、昔からいた病原菌です。一昔前ならば、「おなかの風邪をひいちゃったのね」とたいした問題にもならなかったのに、現在では大流行しやすくなっています。このことは、日本人の免疫力が総じて落ちていることを如実に物語っているでしょう。

なぜ、こんなことが起こってきているのでしょうか。私は、原因の大半は日本人の清潔至上主義にあると考えています。抗菌・除菌・殺菌のための薬剤を身の回りにふりかけ、菌を排除している生活をしているから、免疫力が育たないのです。

免疫力とは、体が病原菌と戦う力を表しています。菌が体内に適度に侵入してくる生活をふだんからしていれば、免疫細胞はたえず働いている状態を保て、いざ強敵が現れても、結束して戦う力を発揮できます。しかし、ふだんから菌を排除する生活をしていると、免疫力の弱体化を招くだけなのです。

風邪予防のために、うがいと手洗いは必要です。しかし、殺菌作用のあるうがい薬や石鹼は使わないことです。水でしっかり洗えば、それで十分です。また抗菌・殺菌・除菌効果のある薬剤の乱用をやめることです。細菌とおおらかにつきあう生活が、結果的に免疫力を高め、風邪をひきにくい体にしてくれるのです。

ウォーターレシピ▼風邪予防

【水　】…アルカリ性の天然水

【飲み方】…のどが渇く前に、チビリチビリと飲む

23

ミネラルが不足すると心の病が引き寄せられる

イライラしたらコップ1杯の水を飲もう

イライラや不安、怒り、悩みなど、現代社会に生きていると、ストレスを感じさせることが次から次に襲いかかってくるものです。私はストレスによって大事な免疫力を落としてしまうのがいやなので、なるべくストレスを回避しながら生きているつもりですが、それでもストレスの原因となる出来事は起こってきます。

ストレスが免疫力に与える悪影響ははかりしれません。私は以前、アレルギーとストレスの関係を調べるために、マウス実験をしたことがあります。マウスがエサを食べるたびに、シッポに電流をかけてストレスを感じさせたのです。すると、びっくりすることが起こりました。マウスがたちまちアトピー性皮膚炎になってしまったのです。

「水分不足は万病のもと」となりますが、「ストレスも万病のもと」です。もちろん、すべてのストレスを回避して生きることなどできません。自分の中で対応できる程度のほどよいストレスは、「がんばろう」というやる気を高めてくれますが、**過度のストレスは免疫力を低下させるもとになります**。

ですから、ストレスは、小さなうちにこまめに回避していくことが大事です。水には心を落ち着かせる鎮静効果があります。イライラや不安、怒り、悩みなど負の感情が心にわいてきたら、すぐにコップ1杯の水をゆっくり飲んでみてください。心が落ち着くはずです。冷静さを取り戻せれば、自分をイライラさせる原因の本質を見極められ、対処できるでしょう。心に感じるストレスは、行動することによって解消できるものです。

なお、**飲む水は、「おいしい」と自分が感じるものを選びましょう**。人が「この水、すごくおいしいよ」と勧めてくれた水を、自分も「おいしい」と感じるとは必ずしも限りません。人は自分の体調にあっている水を「おいしい」と感じるからです。

「日本は軟水の国だから日本人には軟水があっている」という人がいます。ふだんから飲み慣れている水は、確かに一口目は「おいしい」と感じるものです。しかし、その水が体にあっていなければ、飲み続けているうちに「まずい」と感じるようになります。

「コントレックス」などの超硬水が日本で売り出されたとき、「なんだ、このまずい水は」と多くの人がいいました。しかし、現在はいつでもどこでも買えるほど、私たちの生活に浸透しています。飲み続けていたら「おいしい」と感じる人が多くなったから、売れ続けているのです。とくに便秘に悩む女性は、超硬水を「おいしい」と感じます。超硬水には排泄作用があり、飲むと便がスルリと出てきます。この心地よさが、水をおいしいと感じさせるのです。

また、その日の体調や心理状態によっても、おいしいと感じる水は違ってきます。たとえば、疲れやイライラ、不安などを感じるときには、ほどよく冷えた炭酸水がおいしく感じるものです。

このように、飲む水は、心と体の声にしたがって選ぶようにしましょう。

人類はミネラルを摂取しながら発達してきた

今、うつ病など心の病気に苦しむ人が増えています。心のバランスを崩しやすい人が増えている背景には、ミネラル不足が大きく関与していることでしょう。カルシウムやマグネシウムには、心をリラックスさせて安定させる作用があります。そのため、**ミネラルが不足しバランスが崩れると、心は不安定になってしまう**のです。

なぜ、私たちの心と体は、これほどまでにミネラルに影響を受けやすいのでしょうか。ミネラルは、体内にわずか数%しか存在していません。しかし、絶対に欠かせない栄養素です。欠乏すれば、生命を維持できなくなります。ミネラルは、人間にとってそれほど重大な栄養素なのです。

その理由は、人間の進化の過程にありました。地球上に生物が誕生したのは、海の底でした。海水には、多くのミネラルが含まれています。やがて、陸上で生活する生物が現れました。彼らが飲みつないできたのは、自然界に流れる生水です。地層を深く通過して湧き出た水には、ミネラルが豊富に含まれていました。生物はミネラルの豊富な生水を飲みつなぐことによって、生命の仕組みや体の機能を発展させ、高度な生物へと進化していったのです。

私たちの生命活動がミネラルに大きな影響を受けているのは、人類がミネラルをたえず摂取しながら心と体を発達させてきたからです。

ところが近年、ミネラルが不足している人が多くなっています。サプリメントや栄養食品から、特定のミネラルばかりを摂取し、ミネラルバランスを大きく欠いた人も少なくないようです。

かつて日本人が飲んでいたのは、井戸水か番茶くらいでした。現在のように、ジュースやスポーツドリンク、多種多様なお茶、コーヒーなどを飲む機会はなかったのです。日本は軟水が多いとはいえ、井戸水にはミネラルが含まれています。のどが渇けば、水をがぶがぶ飲んでいました。しかし、今は生水を飲む機会が減り、生水以外の飲み物を口にするほうが多くなっています。現代人のミネラル不足は、ここにも原因があるのでしょう。

ミネラルをたっぷり含んだ生水は、心身の健康を増進させるための地球からの贈り物です。「ストレス社会」と呼ばれる現代に生きる私たちは、このプレゼントに感謝しつつ、たっぷりとごちそうになりたいものです。

ウォーターレシピ ▼ ストレス解消

【水】…「おいしい」と心と体が感じる水

【飲み方】…心と体の調子にあった水をその都度選んで飲むようにする

24

「むくむから」と水を控えるのは逆効果！カルシウムとサルフェート入りの水で老廃物を押し出そう

水を控えるとむくみは余計にひどくなる

「私、水を飲んでも太っちゃうタチだから」

という女性がいるようです。「水を飲んで太る」ということはありえないことです。ご本人の逃げ場を奪ってしまうようで申し訳ないのですが、水の健康作用の重大さを知る私としては、水に対する誤解はとかなければなりません。

太るとは、ムダな脂肪が体につくことです。水が脂肪になることなど、ありえません。もちろん、「水太り」という状態も、理論上成り立ちません。

水をコップ1杯飲んで、体重計にすぐに乗れば、体重は200g増えています。これは当然です。飲んだ直後は水が体にとどまっているので、そのまま体重に反映されるからです。しかし、飲んだ水は体に吸収されて活用され、その分、体内にあった古い水分が汗や尿となって排泄されるので、体重計の200gはまもなく解消されます。

「水太り」に見えるのは、体がむくんでいる状態なのでしょう。むくみと肥満は、性質が異なります。体や顔がむくむと、「水分のとり過ぎ」といって水を控える人がいますが、これも誤りです。

体がむくむのは、細胞の代謝が悪くなっている状態です。本来ならば、汗や尿として排出されるべき老廃物が体内にたまっている状態なのです。

老廃物は、水を飲んで尿として出す必要があります。しかし、体内の水分量がたりていないと、老廃物を水分と一緒に押し出せません。体にとって水は命を守る糧ですから、水分が不足したときほど、体内に水をたくわえておこうとします。こうなると、汗や尿などの老廃物を含む水分まで体が保持してしまいます。これがむくみの状態です。

つまり、**顔や手がむくんでいるのは、水分が体にたまっているからではなく、水分不足の状態**なのです。「むくみは体に余分な水分がたまっている状態だから、水を控えるように」とよくいいますが、これは間違いなのです。

つまり、体がむくんでいるときほど水を飲むことが大事です。それにもかかわらず、「むくんでいるから」と水を控えてしまうと、老廃物を余計に体にためこんでしまい、むくみを悪化させることになるのです。

太っている人ほど水は不足しやすい

男女を比べると、女性のほうがむくみやすいのは、女性の体質によるものです。成人の場合、体の約60％が水分だとお話ししました。女性の場合は、それよりも平均して約5％少なくなっています。女性の体は、水分をたくわえにくくできていて、水分不足になりやすいのです。これが、女性がむくみやすい原因です。

なぜ、女性の体は水分をたくわえにくいのでしょうか。

体内の水分の約半分は、細胞に取り込まれています。**細胞の水分量は、組織によって違ってきます。たとえば、皮膚は約72％、筋肉は約75～80％もが水分です。一方、脂肪組織が水分をたくわえられる量は、わずか10～30％**しかありません。

一般に女性の体は筋肉が少なく、脂肪が多くできています。反対に、男性の体は筋肉が多く、脂肪が少なくなっています。この違いが、女性の体から水分を5％も少なくさせてしまっているのです。

一見、太っている人ほど水分をたくわえて見えますが、実はそうではなかったのです。

体脂肪の多い人ほど水分量はたりていません。よって、**太っている人ほど水を十分に飲むべき**なのです。このことを調べたデータによれば、肥満の人の体は、水分量が50％程度だったのに対し、筋肉質でスリムな人の体は、水分量が65％にもなったとのことです。

なお、塩辛いものを食べるとむくむのは、体には塩分濃度を一定に保とうとする働きがあるためです。この場合は、塩分が余分な水分をたくわえてしまっている状態です。

水分がたまっているのだから、水を控えたくなるところですが、これもやはりいけません。この場合も、水をしっかりとって、余分な塩分を体外に排出することが大事です。

ただし、水はとればとるほどよいとはいいません。1日に5Lも飲み続ければ、体は当然むくみます。ふつうは、1日に5Lもの水は飲めませんが、「水は体によい」と思い込むと、過剰反応して体に無理を強いる人もいます。しかし、「過ぎたるは及ばざるがごとし」です。どんなによいことも、やり過ぎれば、体の害になります。

水の適量は、1日に1・5～3Lまで。その量の中で、体調や体質によって自分で上手に加減してみてください。

むくみの解消によい水は、血流をよくする水です。おすすめは、カルシウムやサルフエートを豊富に含む100～300mg／Lの中硬水です。カルシウムには血管をやわらかくして血流をよくする効果があります。サルフェートには老廃物を排出する力が強く、むくみの改善に最適です。また、炭酸水にも血流を促進する効果があります。

ただし、300mg／L以上の硬度が高い超硬水になると、利尿作用が働き過ぎて逆効果です。

なお、むくみは腎臓機能の低下によっても起こります。腎臓の弱い人は、ミネラル分の豊富な水を継続して飲んではいけません。水を飲んでいてもむくみがとれなかったりひどくなったりしたときには、水を飲むことをいったん中止してください。それと同時に、医師の診察を受けるようにしてください。

ウォーターレシピ▼むくみの改善

【水】…カルシウムとサルフェートを含む中硬水
【飲み方】…コップ1杯ずつこまめに飲む。ただし、硬水は寝る前には飲まない

25

シミ、シワ、たるみ、ニキビには高級化粧品よりもアルカリ性の中硬水がよい

美肌づくりには化粧品よりもカルシウムを

美肌をつくる水には、四つの選択肢があります。「カルシウムの豊富な水」「還元力のある水」「若返りの水」「疲れをとる炭酸水」です。この四つの水を上手に飲むことが、肌のアンチエイジング（抗加齢）に役立ちます。

第一選択肢の「カルシウムの豊富な水」からまずはお話ししていきましょう。

カルシウムは、細胞の活動に不可欠なミネラルです。その役割とは、骨の細胞の生成だけではありません。心臓や肝臓などの内臓諸器官が正常に働くのも、細胞の内外にカルシウムが存在していてこそのことです。

肌細胞の生まれ変わりにも、カルシウムが深く関与しています。肌は、細胞の生まれ変わりによって若々しさを保ち続けることができます。逆をいえば、細胞の生まれ変わりが滞るから、老化が進むのです。

女性の多くは、月に数千円から数万円も化粧水や保湿剤にお金をかけると聞きます。

肌の若返りをめざすならば、肌の外に水分や油をくっつけるよりも、体の中から細胞の

若返りを促すほうが効率的であることは明白です。肌のみずみずしさは、細胞の水分保持量や細胞の健康状態によって決まってくるのですから、体の中から細胞の活動量を高めてあげることこそ大事なのです。

そのために重要なのが、カルシウムをきちんととることです。ただし、カルシウムは体への吸収効率が悪いという特徴があります。カルシウム含有量の多い食品のうち、体がカルシウムを吸収できる割合は、平均で牛乳が約40％、小魚で30％、野菜で20％程度でしかありません。

これに対し、水のカルシウム吸収率は100％です。天然水に含まれているカルシウムなどのミネラルは、イオン化されており、粒子が非常に細かくなっているため吸収率がよいのです。

美肌をめざすならば、肌の外から化粧品を塗るよりも、カルシウムの豊富な水を体の中に入れてあげることです。水で若返りを図っていくことのほうが、肌のためにも経済的にも効率的といえるでしょう。

体が酸性に傾くとニキビができやすい

美肌をつくる水の第二の選択肢は、「還元力のある水」です。肌にシミやシワ、たるみができるのは、活性酸素の害によって肌の組織が壊されるからです。そのため、肌の老化を防ぐには、還元力のある水が必要になってきます。還元力のある水とは、アルカリ性の天然水や水素水などです。これらには、活性酸素を中和する働きがあります。

また、アルカリ性の水を飲むメリットは、もう一つあります。肌が荒れるのは、疲労がたまっているときです。疲労感が強いとき、体は酸性に傾きます。こうなると肌の状態も乱れます。ふだんからアルカリ性の水を飲んでおくと、体を弱アルカリ性に保つことができ、肌荒れを予防できるでしょう。

第三の選択肢は、「若返りの水」です。若返りの水とは、雪どけ水です。このことについては、160ページで詳しくお話ししましょう。

第四の選択肢は、「炭酸水」です。炭酸水には、疲れの原因となる乳酸を中和する働きがあることは、前に述べたとおりです。炭酸水を飲むことは、疲労からくる肌荒れを防ぐ効果があると期待できるでしょう。

また、美肌の大敵には、ニキビもあるのだと思います。ニキビも水を飲むことで改善していくことができます。ニキビは、体液が酸性に傾いているときに悪化します。体が酸性に傾くと、血液がドロドロになりやすく、ホルモンバランスが乱れやすくなるからです。ニキビは男性ホルモンや黄体ホルモンが過剰になったときに発生します。これらのホルモンが過剰になると、毛穴の奥の皮脂腺から皮脂が大量に分泌され、ニキビの原因菌であるアクネ菌の増殖をうながします。

ですから、ニキビの改善には乱れたホルモンバランスを整えることが大事になってきます。それには、酸性化した体を、弱アルカリ性に戻すこと。アルカリ度の高い水を飲むことです。ニキビの改善には、pH８以上のアルカリ性の天然水やアルカリイオン水を1日2L以上飲むとよいでしょう。こうして体質改善していくことが大事です。

また、ニキビの改善には、洗顔も大事になります。

人間の体内は弱アルカリ性ですが、肌は弱酸性に保たれています。多くの病原菌は、酸性の場所では生きることができません。外界にたえずさらされている肌は、弱酸性を保つことによって、敵となる病原菌から身を守っているわけです。ですから、洗顔には、弱酸性の水が効果的になります。**酸性水で顔を洗っておくと肌を荒らす細菌を排除しつつ、肌の健康を保てます。**

なお、肌には皮膚常在菌と呼ばれる細菌類が棲息しており、肌の健康を守ってくれています。実は、ニキビをつくるアクネ菌も常在菌の一種です。つまり、アクネ菌も肌にとって大事な菌なのですが、アクネ菌が増え過ぎるとニキビができてしまいます。弱酸性の水で顔を洗っていると、アクネ菌の異常繁殖を防ぐことができます。

洗顔のために、弱酸性水を購入するのは大変だと思います。アルカリイオン整水器では、弱酸性水をつくることができます。もし、整水器を自宅に備えているのならば、弱酸性水で洗顔するとよいと思います。

ウォーターレシピ▼美肌促進

【水　】…アルカリ性の硬水、炭酸水
【飲み方】…1日2L以上飲み、体質を改善していく

26

雪どけ水は若返りの水。「氷結水」は冷凍庫で自分でつくれる

雪どけ水が細胞を若返らせる

「土地が変われば水も変わる」といって、昔の日本人は飲み水に気をつかってきました。江戸時代の歌舞伎役者・坂田藤十郎は、演劇史上に残る名優と知られています。藤十郎は大阪で舞台に立つときには、自分が生まれた京都の水を樽詰めにして、毎日旅館に届けさせて、その水でご飯を炊かせたそうです。それを「ぜいたくだ」と批判する声もあったようですが、「舞台に立つためには、自分の体にあった水を飲まなければならない」と藤十郎は言いはったということです。

土地によって住む人の気質は違うものです。人と情報の移動が少なかった時代は、なおのこと、その傾向は強いものでした。人の気質の形成には、食べ物や気候、生活習慣などが関係しますが、飲み水による影響も大きいはずです。

たとえば、秋田には美人が多いというのは有名な話です。秋田に限らず、北国の女性は全体的に肌が白く美しいイメージがあります。これはなぜなのでしょうか。

その秘密は、雪どけ水にあるのではないか、と私は考えています。雪や氷がとけたあとの水には、若返り効果があるのです。**氷や雪がとけた水は農作物の収穫率を1・5〜2倍に増やしたという実験結果があります。**若鶏の成長やニワトリの産卵率、牛の乳量を増やすことも示されています。

日本には「雪少なければ干害あり」ということわざがあります。この言葉は、積雪量の減少が水資源の枯渇を招くことを表しているだけではないでしょう。雪が多かった年は、農作物の収穫が増え、若木の成長が早くなることを、昔の人は経験上知っていました。その不思議な力は、雪どけ水から来ていることに気づいていたのです。

なぜ、雪どけ水には、人も植物もいきいきと成長させ、若返らせる効果があるのでしょうか。その秘密は水の構造に隠されています。

通常、生の水は、水分子が水素結合した五員環構造をしています。五員環とは、分子の中で5個の原子が環状に結合した構造のことです。ところが、雪どけ水は六員環の構造をしています。この六員環という水分子は、とても生理活性が強いのです。

ハンガリーのノーベル賞医学者A・S・ジェルジ博士は、「結晶化した水が生命の母体である」と話しています。雪や氷がとけた水の中には、六員環の水分子が残っています。博士は、雪どけ水の若返り作用について、「氷のやわらかな格子空間に生体分子を包み込むと、潜在的な生命機能を保ったまま、生体分子を理想的に配置するのだろう」と雪どけ水の機能を説明しています。

つまり、**生理活性の強い六員環の水分子が体内に入ってくると、細胞レベルからの若返りを図れる**、ということです。いいかえれば、老化とは体内にある水が氷の構造を失った結果と見ることもできます。体内の細胞間にある水の分子配列が、氷と異なるものに変化し、その劣化した水の作用によって生体分子が破壊されることにより、老化が起こってくると説明できるのです。

また、ジェルジ博士は、雪どけ水の効能について、こんなふうにも話しています。

「新鮮な雪どけ水を飲むと、これに含まれている20オングストロームという大きさの氷状構造の水が食道壁を通過して、人のさまざまな器官に入り込む。それによって体の中の生体分子が活性化され、体全体に若返らせる力が与えられるのだろう」

なお、劣化した水は、分子が五員体をしています。環状をした水の分子は、煮沸したり、消毒したりすると構造が壊れ、バラバラになってしまうのです。この状態になると、水の活性はほとんど失われてしまいます。

若返りの水「氷結水」のつくり方

今、日本でも豪雪地帯から採水された雪どけ水がいろいろ売られています。ただ、雪どけ水の活性は、残念ながら5日間で消えてしまうことがわかっています。5日もすると、六員環の水分子が五員環に戻ってしまうからです。

ですから、雪どけ水の若返り効果は、購入した水からでは得にくいことになります。しかし、若返りの水を自分でつくることができます。しかも、とても簡単です。自宅の冷凍庫を使って、氷をつくり、それを溶かして飲めばよいのです。

私が考案した「若返りの水　氷結水」のつくり方を説明しましょう。

（1）平らな容器に水道水を入れます。
（2）冷凍庫で水を半分凍らせます。
（3）氷の真ん中を割り、凍っていない水を捨てます。

（4）薄く透明に凍った部分をコップに入れ、溶かせばできあがり！

水道水を半分だけ凍らせて、凍らなかった部分を捨てるのには、理由があります。水道水は最後まで凍らせると、その氷の中央は白くなります。白濁したこの部分には、塩素やトリハロメタンなどの不純物が含まれます。**水は、冷却すると純度の高い部分から凍っていくため、不純物を含む部分は白くなって中央に残る**のです。

この不純物まで一緒に飲んでしまったのでは、せっかくの若返り効果も台無しです。そのため、半分だけ凍らせたら、凍らなかった部分は捨ててしまったほうがよいのです。

氷結水は生ものと一緒です。水の中に六員環の水分子がたくさん残っているうちに飲みきってしまいましょう。簡単にできますから、毎日つくってコップ1杯飲んでおくと、若返り効果を期待できると思います。

ウォーターレシピ▼若返り

【水　】…氷結水

【飲み方】…つくりたての冷たさを保っているうちに飲みきる

27

健康に効く水選びのポイントは「井戸水」「伏流水」よりも「鉱泉水」「温泉水」「鉱水」

水の性質は地層が決定づける

天から降った雨や雪は、地層に染み込みます。水中に含まれているゴミや汚れは地層によってろ過され、同時に地層内のミネラルを吸収します。こうして長い歳月をかけて湧き出てきた水が、天然水です。

天然水は、どんな地層を通過して湧水したのかによって性質が違ってきます。つまり、採水地を調べると、水の健康効果の特徴がわかるのです。

たとえば、三重県奥伊勢の香肌峡の鍾乳洞窟から湧き出た水は、カルシウム量の多さに対してマグネシウムの比率が低いという特徴があります。このように、鍾乳洞窟など石灰岩層を通過してきた水は、カルシウム量が豊富だという特徴があります。

宮崎県小林市の霧島山系から湧き出た水は、火山岩を通過しています。火山岩を通って湧き出す水は、日本にはめずらしくシリカやサルフェート、バナジウムなど多様なミネラルを含むという特徴があります。

愛媛県の四国カルストからの天然水は、鍾乳石の間から湧き出る水です。この水も三重県の水と同じく、カルシウムの豊富な水です。また、シリカやバナジウムも含んでいる健康効果の高い水です。

島根県浜田市金城町の水は、花崗岩層を通過しています。この水は軟水ですが、ミネラルをバランスよく含んでいます。軟水であっても、地層を通過して湧き出た水には、イオン化されたミネラルが入っています。また、抗酸化力の高い炭酸水素イオンを豊富に含むという特徴もあります。その含有量は、日本の銘水の中でもトップクラスです。

このように、その土地が持つ地層が、水の性質を決定づけています。地層による水の違いを簡単にまとめると、次のとおりになります。

◎堆積岩地域　↓　カルシウム、マグネシウムともに高濃度
◎石灰岩地域　↓　カルシウムが高濃度
◎玄武岩地域　↓　カルシウムに対するマグネシウムの比率が高い
◎花崗岩地域　↓　カルシウムに対するマグネシウムの比率が低い

このように、水はどんな地層を通ってきたかによって、含有するミネラルの種類と量が違ってきます。それが水の健康作用を決定するわけです。ですから、どこで採水されたのかも、水を選ぶ際の大事なポイントになります。

ラベルの原材料名を確認しよう

水を購入するときには、ラベルに記載のある原材料名を確認してください。ここに、採水地の特徴が書かれています。

ミネラルが豊富で、健康効果のより高い水は、「鉱泉水」「温泉水」「鉱水」の三つです。この文字が書かれている場合、軟水であっても、ミネラルは含まれています。

鉱泉水とは、ミネラルと炭酸ガスを豊富に保持する水です。

温泉水とは、その名のとおり、私たち日本人の大好きな温泉の水です。地層に染み込んでいる水が地熱によって温められ、25度以上ある水を温泉水といいます。特徴は、ミネラル成分が豊富であること。ミネラルの豊かなお湯につかることによって、私たちの体は深く癒やされるのです。

温泉水は、そのまま飲水できるものとできないものがあります。飲水に向かないのは、人体の許容量を超えるほどのミネラル成分を保持している温泉水です。ただ、優れたミネラル含有量であるため、飲用できるところまでミネラルをろ過し、温泉特有のにおいを取り除いた水もあります。

たとえば、大分県竹田市の長湯温泉の水はこれにあたります。長湯温泉のミネラルウォーターは、日本にはめずらしく硬度が900㎎／Lもある超硬水です。もともとは、硬度1800㎎／Lもある白濁した温泉水ですが、カルシウム濃度を10分の1まで減らして健康効果を保ちながら、おいしい水に精製しています。

鉱水は、鉱物質を含んだ水です。つまり、地層を深く通り抜け、ミネラルを保持する水のことです。

一方、「深井戸水」「浅井戸水」「伏流水」「湧水」は、ミネラル含有量の少ない水です。安価で売られている水の多くには、この記載があります。手軽に購入でき、ふだん飲む水としてはよいと思います。ただ、「鉱泉水」「温泉水」「鉱水」に比べると、ミネラルの含有量が極めて少ない分、健康効果も大きくないと考えてよいでしょう。

●主な原水の種類

1	浅井戸水	浅井戸からポンプ等により取水した地下水
2	深井戸水	深井戸からポンプ等により取水した地下水
3	湧水	不圧(自由面)地下水、被圧地下水の区分によることなく、自噴している地下水
4	鉱泉水	自噴する地下水のうち水温が25℃未満の地下水であり、かつ、溶存鉱物質等により特徴づけられる地下水
5	温泉水	自噴する地下水のうち水温が25℃以上の地下水、または、温泉法第2条に規定される溶存鉱物質等により特徴づけられる地下水のうち飲用適のもの
6	伏流水	上下を不透水層にはさまれた透水層が河川と交わるとき透水層内に生じる流水
7	鉱水	ポンプ等により取水した地下水のうち溶存鉱物質等により特徴づけられる地下水

28

「奇跡の水」と噂の
ゲルマニウムウォーター。
誇大広告には注意を

期待が先走っているゲルマニウムウォーター

世界には不思議なパワーを持った水がたくさんあります。数ある水の中で、もっとも有名なのが、「奇跡の水」と知られる、南フランスの「ルルドの泉」の水でしょう。この水には病気を治す力があるとして、世界各地から年間３００万人がルルドを訪れる話は前にしました。

ルルドの水には、カルシウムやマグネシウムが豊富に溶け込んでいます。分析の結果、酸化還元電位が低いことも明らかにされました。「酸化還元電位が低い」というのは、酸化したものをもとに戻す還元力が強いことを表しています。

この水を飲んだことによって、病気が治ったと医学的効能が確認されているのは、約60人です。病気の治癒とは、医学的な治療や食事、生活などを含めて総合的に行っていくものであるため、「○○で治った！」と限定するのは難しいものです。しかし、約60人はルルドの水によって確かに病気が治ったと医学的に確認されたというわけです。

ルルドの水には、有機ゲルマニウムも多量に含まれています。このことを取り上げて健康効果をうたうゲルマニウムウォーターをときどき見かけます。「この水に含まれる有機ゲルマニウムは、『病気を治す奇跡の水』と有名なルルドの水にも含まれています」という説明です。

確かにルルドの水を飲んで病気を治した人たちがいます。しかし、それが有機ゲルマニウムの作用によるものとは確認されていません。私はむしろ、ルルドの水が持つ硬度と酸化還元電位の低さに病気を治す効力があるのではないか、と考えています。カルシウムとマグネシウムが持つ健康作用と、酸化還元電位の低さにおける重要性については、ここまでたびたびお話ししてきました。こちらは、科学的・医学的にも証明されていることです。

では、有機ゲルマニウムには、なんの効能もないのか、といえばそんなことはないでしょう。有機ゲルマニウムには、「抗がん」「抗酸化」「免疫機能の向上」という効果があるのではないか、と期待されています。ただ、医学の現場において「今後、期待できる」というレベルであり、科学的な実証は得られていない状態です。率直にいってしまえば、期待が先走っているところがあるようです。

　また、ゲルマニウムを含む健康食品を口にして、健康障害や死亡が報告された例が過去に起こっているのも事実です。ゲルマニウムには無機ゲルマニウムと有機ゲルマニウムがあります。無機ゲルマニウムには生死にかかわる深刻な副作用があり、飲んでは絶対にいけません。水に含まれるのは有機ゲルマニウムです。しかし、この有機ゲルマニウムであっても、大量に服用すれば健康障害を引き起こすことが報告されており、安全性は確立されていない段階なのです。

　私は、有機ゲルマニウムを否定しようとしているのではありません。ルルドの水に含まれているのは事実ですから、もしかしたらよい効果もあるのだろう、とも思います。ただし、それを誇大評価し、高価な水を販売することには大きな疑問を感じています。1本数千円もする商品を見つけたときには、驚きました。「ゲルマニウムウォーターでがんが治る」という宣伝などは、まさに誇大広告であり、なんの実証もされていないことです。そのことをみなさんに知っておいていただきたいのです。

　安全性も健康への効能も、科学的な証明はされていないのに、世間で非常に高い評価だけが先走っているのがゲルマニウムという鉱石なのです。

原水が「水道水」という商品もある！

商品を売るのには、ネーミングや宣伝文句が重要なのはわかります。そのため、中身がともなっていないほどの広告をする例があとをたたないのです。

私のもとには、「水の紹介をしてほしい」という依頼がときどき舞い込みます。私は、国内の水に関しては、「この水はすごい！」と実証されたものしか、本などで紹介しないことにしています。科学的データを確認し、自分の目と口と体で水の性質を体感し、水の生産地に出かけていって、採水地の環境や工場を見学し、そのうえで「この水はすごい！」というのか、そうでもないと感じるのかを決めています。

みなさんが水を選ぶときには、採水地まで出かけていくことはできないでしょうから、なおのことラベルをしっかり見ることが大事です。ミネラルの種類と含有量、硬度、採水地、非加熱かどうか、アルカリ度。これらをきちんと確認してください。

ヨーロッパの場合、ミネラルウォーターの名を語った水は厳密な審査に合格し、健康効果のあることが認められた水ですが、日本の水の場合は、ボトリングされた水はなんでもミネラルウォーターと名乗ってよいことになっています。

なかには、水道水をRO膜（逆浸透膜）でろ過して純水をつくり、そこにミネラルや炭酸などを添加して「ミネラルウォーター」と名乗っている水もあります。ミネラルや炭酸には確かに健康効果はありますが、お金を出して購入する水の原水が水道水というのは耳を疑うところがありました。

こうした水は、品名に「ボトルドウォーター」と記載されています。この点もチェックしておくとよいでしょう。

ただし、ボトルドウォーターの中にも、健康効果を高める工夫をしたよい水もあります。天然水をアルカリイオン化した水などもあります。お手頃価格でアルカリイオン水が飲めるというメリットは大きいでしょう。

大事なのは、誇大広告に惑わされない目と知識を身につけること。そのうえで実際に飲んでみて、「おいしい」と感じるかどうか確かめてみること。

それが自分の体にあった水を見つけ、健康増進に生かしていくためには非常に大事なことなのです。

29

《水の飲み方実践編》

こんなときにこんなふうに水を飲む。
とりあえず3週間は続けてみよう

水はチビリチビリと飲む

自分の体調にあった水を見つけたら、3週間続けて飲んでみましょう。水飲み健康法に即効性はありません。体内にある水をよい水に入れ替えていく中で、体質を改善していくのが水飲み健康法です。

1日2・5Lの水を毎日飲んだ場合、だいたい約2週間で体内の水がすべて入れ替わります。さらに1週間続ければ、効果を体感できると考えます。

自分の体調にあった水を選んだら、まずは飲んでみましょう。飲み慣れない水は、最初「まずい」と感じますが、体が欲する水であれば数日も過ぎると「おいしい」と感じるようになります。「おいしい」と感じれば、自分にあった水だと判断できます。しかし、体に適さない水は体が「まずい」と反応します。数日間飲んでみても「まずい」と感じるようならば、違う水を探すとよいでしょう。

水が健康によいからといって、飲み過ぎてはいけません。ミネラルを含有する天然水の上限は、1・5～3Lです。以前、米国のラジオ局で「大食い選手権」ならぬ「水飲み競争」を開催したことがあります。そこに参加した28歳の女性が約6・5Lの水をいっきに飲み、亡くなった事件も起こっています。大量の水をいっきに飲めば、それがどんなによい水であっても体は水中毒を起こし、生命に危険が及びます。

水の飲み方で大事なのは、何度も繰り返していますが、コップ半杯〜1杯ずつ、チビリチビリと飲むこと。こうすることで、水を体にゆっくりと浸透させることができます。もし、ペットボトルのまま飲むのならば、2〜3口ずつゆっくりと飲むとよいでしょう。

水の種類によって、飲む時間を変えることも大事です。

ミネラル含有量の多い、体質改善のための水は日中に飲みます。日中、仕事や家事をしながらチビリチビリと何回にもわけて飲みましょう。

硬水は夜寝る前や夜中目覚めたときに飲むのは禁忌です。体が休息の状態に入った時間帯に、ミネラル含有量の多い水を飲んでしまうと、体への負担が大きく、睡眠の妨げにもなります。そこで、夜間は軟水を飲むようにしてください。

就寝前のコップ1杯の水を、私は「宝水」と呼んでいます。

睡眠中、体は体温を調節するためにコップ1杯もの汗をかいています。もし、水をまったく飲まずに寝てしまったら、睡眠中、体は水不足になって、血液はドロドロになるでしょう。血液がドロドロになると、脳梗塞や心筋梗塞を起こす危険性が高まります。これを回避するには、**就寝前にコップ1杯の水を飲んでおくことが大事**なのです。

ところが、「夜中にトイレに起きるのがいやだから」と就寝前に水を飲まない人も少なくありません。脳梗塞や心筋梗塞の予防と思えば、トイレに起きることなど、大きな問題ではないでしょう。ただし、夜間のトイレが転倒を引き起こすケースが多いのも事実ですから、この点についてはご自身で十分に注意する必要があります。

夜間に飲む水は、酸化還元電位の低い、還元力の高い軟水を選ぶとよいでしょう。

起床後の目覚めの1杯は、私はアルカリ性の軟水をキリリと冷やして飲んでいます。胃腸が丈夫でない人は、目覚めの1杯も軟水にしておくとよいでしょう。一方、便秘に悩んでいる人は、朝から超硬水を飲むことをおすすめします。マグネシウムの豊富な超硬水には排便作用があるので、朝から快便を期待できるでしょう。

水の種類は、一つに限定する必要はありません。時間帯やその日の体調、飲む場所などにあわせて変えられるよう、数種類用意しておくとよいでしょう。ちなみに私は、1

日に2～4種類の水を飲んでいます。

洋食には硬水をあわせる

水は、食事によって変えることも大事です。

簡単にいえば、洋食を食べるときには硬水を飲むとよいでしょう。

欧米では、肉料理に代表されるように、高カロリー高コレステロールの食事がメインとなります。高カロリー高コレステロールの食事を毎日していると、動脈硬化が進み、脳梗塞や心筋梗塞を発症しやすくなります。しかし、ヨーロッパの水は硬水です。ヨーロッパの人たちは、ミネラルの豊富な水を毎日飲むことで、これを防いできたのです。

一方、日本食は、低カロリー低コレステロールが特徴の食文化です。国土から湧き出る軟水が日本食を育んできました。水から摂取できないミネラルは、海藻や魚介類から得てきたのです。

ところが、近年になって食のグローバル化が起こりました。日本人は、軟水を飲みながら洋食を食べるようになったのです。こんな食生活をしていたのでは、とたんにミネラル不足が起こってきてしまいます。脳梗塞・心筋梗塞を発症する人が増えている背景には、ミネラル不足の問題があるはずです。

ステーキや焼き肉などの肉料理や、パスタやシチューなど洋食を食べるときには、硬水を一緒に飲み、ミネラルの補給をすることが重要なことなのです。

さらに、スポーツのときの水分補給にも気を配りましょう。私のインドネシアの友人は、ゴルフのプレー中に脳梗塞を起こして死亡しました。フィリピンの友人は心筋梗塞を起こしています。中高年の運動中の死亡事故で頻度の高いのが、ゴルフだといわれています。プレー中はトイレに行きにくいため、水分の摂取を控える人が多いからでしょう。

また、昼食時のビールもよくありません。アルコールには利尿作用があるため、飲んでからプレーに出ると脱水症状になりやすいのです。

スポーツの前には、多めに水分補給をすること。プレー中はナトリウムの多めの中硬水を飲み、汗を大量にかいたときにはスポーツドリンクで上手に水分を補いましょう。

30

水道には浄水器か整水器を。製品の種類は用途によって決めればよい

浄水器選びのポイントとは

１９６０年前後までは、日本にはおいしい水がふんだんにありました。しかし、毎日使う水道水に消毒剤を大量に投入するようになった結果、水道水は「体を壊す水」となってしまいました。消毒剤である塩素が腸を痛めつけ、免疫力を低下させてしまうからです。塩素を投入した結果、トリハロメタンなどの発がん物質も混入しています。

しかし、私たちの現代の暮らしでは、水道水の悪口ばかりいってもいられません。水は命の源であり、水道水に頼らなければ生活できないからです。

水道水を家庭にて安心して使うために、浄水器を設置することは、ごくあたりまえのことになってきました。浄水器協会の発表によれば、２０１１年7月の調査で、浄水器の普及状況は39・6％となりました。この数値は過去最高だそうです。約4割の家庭で浄水器を使用しているのです。

講演会などで水のお話をすると、「浄水器はどのようなものがよいですか」と質問されることがあります。そこで、浄水器選びのポイントをお教えしましょう。

浄水器は、性能も価格もピンからキリまであります。製品の種類もとてもたくさんあるので、目移りしてしまうでしょう。正統な価格でよいものを選ぶには、宣伝文句に惑わされずに冷静な目で商品を見極めることが第一です。その目を持っていただいているとしたうえで、次に必要なのは、家庭内での用途を考えることです。

浄水器には「家庭用品品質表示法」という法律が適用されており、材料の種類、ろ過方法や種類、浄水力、カートリッジの交換時期などが明記されています。この法律では、消費者保護の観点から使用上の注意を明確化することが義務づけられています。ですから、この表示を確認して、用途にあわせて選択するようにするとよいと思います。

水道水を飲み水としては使わないが、料理には使うという人は、使い方が簡単で安価な「蛇口直結型」の浄水器で十分でしょう。ただ、蛇口直結型の場合、本体価格は安いものの、フィルターの使用期間が短いというデメリットがあります。また、製品によって、あるいは自宅に流れる水道水の塩素濃度によっては、塩素を通してしまうこともあるようです。この点には注意が必要です。

私は浄水しても水道水を飲みたくはありませんが、水道水を飲み水として使いたいという人は、値段が高くなっても、高度な処理能力を持つ浄水器を選ぶ必要があるでしょう。浄水器の最大の目的は、塩素やトリハロメタンなどの有害物質を除去することです。それ以上の鉛や不純物を除去するタイプになると、価格が高くなります。

ろ過装置の材料には、活性炭や中空糸膜、セラミックス、逆浸透膜、これらを組み合わせたものがあります。もっとも一般的に見られるのは、活性炭を使ったタイプでしょう。活性化させて微細孔をたくさんあけた炭を使ったタイプで、塩素や有機物、カルキ臭を除去してくれます。活性炭を通過した水は、ろ過膜層によってさらに雑菌やにごり、カビ、鉄サビなどが除去され、蛇口から出てきます。

最近では、中空糸膜を使った浄水器も主流になっています。活性炭よりさらに性能のよいタイプです。超微細な孔があって、水は通過できるが、鉄サビや塩素、カビなどの不純物は通過できません。中空糸膜は無菌水の製造にも使われており、細菌の除去にも優れています。

活性炭や中空糸膜を使った浄水器は、水道水に含まれるカルシウムやマグネシウムは除去されずに残ります。

さらに、ろ過の精度を高めたものとして、RO（逆浸透）膜浄水器があります。水に含まれるあらゆる不純物を取り除いて、純水をつくる機械です。水道水に含まれるミネラルも排除してしまいます。とても高価な機械ですが、最近では家庭に導入する人も増えているようです。純水は半導体工場で使うのに適した水で、人間の飲み水には適していないことは、前にお話ししました。

なお、どんなによい浄水器を使っていても、フィルターの交換を怠ってしまったら、なんの意味もなくなります。しかも、フィルターには雑菌などが多く付着していますから、交換時期を遅らせてしまうと、雑菌入りの水を飲むことになってしまいます。使用頻度が高い家庭では、説明書の指示よりも早めの交換が必要となるケースもあるでしょう。

アルカリイオン整水器は家庭用の医療機器

浄水器の先をいくタイプとして、整水器があります。整水器は、最近の健康ブームによって、単に浄水するだけでなく、健康にもよいという付加価値を水に加える機械です。もっともメジャーなものは、アルカリイオン整水器です。水道水は塩素が入っているため、酸性水です。体に悪い影響を及ぼす酸性水を、健康効果の高いアルカリイオンの水に変えるための機械がアルカリイオン整水器です。

なお、アルカリイオン整水器は、薬事法では「医療用物質生成器」に分類されています。家庭用医療機器の1つとして扱われているのです。

また、カルシウムを添加する機能を備えたものや、炭酸水をつくる整水器なども、最近は人気です。

どんな機能を整水器に求めるのかは、個人の好みですが、なかには、高価なだけで機能的にはあやしげな整水器も見られます。水に健康効果を人工的に付加したものを「機能水」と呼びます。機能水と聞くと、すばらしい効果がありそうなイメージがわきますが、厚生労働省が認めている機能水はアルカリイオン水のみなのです。

おわりに

「落ち葉する　これから水が　うまくなる」

これは、戦前日本の俳人である種田山頭火の句です。山頭火はよい水を求めて日本各地を放浪し、水に関する名句を数多く残しました。この句は、愛媛県松山の石手寺の裏山から湧き出る水を飲んだあとに詠んだ歌です。私は、この句を見ると、山頭火のようにおいしい水を求めて旅に出たくなります。

「おいしい水」は、人によって異なります。健康の状態やその日の体調によって、「おいしい」と感じる水は違ってくるからです。自分の体にどんな水が必要なのかは、「おいしい」という感覚が教えてくれます。脳梗塞や心筋梗塞になりやすい人は「カルシウムを多く含むアルカリ性の水」をおいしいと感じます。体がそうした水を欲しており、飲むと体が喜ぶからです。ストレスを受けて毎日疲れ切っている人は「還元力のある軟水」や炭酸水をおいしいと感じます。軟水は体にやさしく、炭酸水は心身をスッキリ爽やかにしてくれるからです。

ですから、万人に効く水も万病に効く水もこの世には存在しません。自分の体に適した水は、自分の体に聞くようにしましょう。こうした「体をつくる水」を毎日飲んでいると、次に「体を壊す水」を口にしたとき、その水のまずさに気づくようになります。「まずい」と感じるのは、体が発する警告です。新鮮なよい水を飲んでいると、「体を壊す水」を飲んだときに、体が自然と拒否反応を示すようになるのです。

今日から飲み続ける水が、10年後のあなたをつくります。健康でいきいきと人生を謳歌しているのか、病を抱えて医薬に頼りながら生きているのか、それは水しだいともいえるのでしょう。

体をつくる水、壊す水
10年後に差がつく「水飲み〝腸〟健康法」30の秘訣

2014年6月25日　初版発行
2020年1月10日　3版発行

著者　藤田紘一郎

藤田紘一郎（ふじた・こういちろう）
1939年、旧満州生まれ、東京医科歯科大学卒。東京大学医学系大学院修了、医学博士。金沢医科大学教授、長崎大学教授、東京医科歯科大学教授を経て、現在、東京医科歯科大学名誉教授、人間総合科学大学教授。専門は、寄生虫学、熱帯医学、感染免疫学。1983年、寄生虫体内のアレルゲン発見で、小泉賞を受賞。2000年、ヒトATLウイルス伝染経路などの研究で日本文化振興会・社会文化功労賞、国際文化栄誉賞を受賞。主な近著に、『50歳からは炭水化物をやめなさい』（大和書房）、『脳はバカ、腸はかしこい』（三五館）、『腸をダメにする習慣、鍛える習慣』『人の命は腸が9割』（ワニブックス【PLUS】新書）などがある

発行者　佐藤俊彦
発行所　株式会社ワニ・プラス
〒150-8482
東京都渋谷区恵比寿4-4-9えびす大黒ビル7F
電話　03-5449-2171（編集）
発売元　株式会社ワニブックス
〒150-8482
東京都渋谷区恵比寿4-4-9えびす大黒ビル
電話　03-5449-2711（代表）
編集協力　高田幸絵
装丁　橘田浩志（アティック）
小栗山雄司
DTP　平林弘子
印刷・製本所　大日本印刷株式会社

ISBN 978-4-8470-6073-1
ワニブックス【PLUS】新書HP　http://www.wani-shinsho.com